MOURE (E.J.)

MOURE (E.J.)

Dr E. J. MOURE

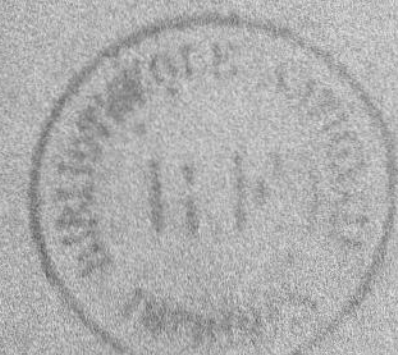

LE

Coryza Atrophique
et Hypertrophique

RUEFF et Cie, ÉDITEURS
106, Boulevard Saint-Germain, PARIS

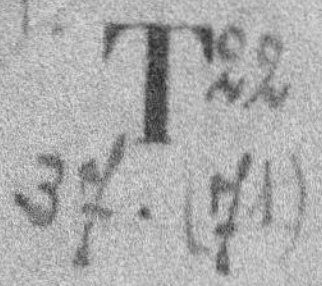

BIBLIOTHÈQUE MÉDICALE

FONDÉE PAR MM.

J.-M. CHARCOT | G.-M. DEBOVE

ET DIRIGÉE PAR M.

G.-M. DEBOVE

Membre de l'Académie de médecine
Professeur à la Faculté de médecine de Paris
Médecin de l'hôpital Andral.

BIBLIOTHÈQUE MÉDICALE CHARCOT-DEBOVE

Reliure amateur tête dorée, le vol. 3 fr. 50

VOLUMES PARUS DANS LA COLLECTION

V. Hanot. — La Cirrhose hypertrophique avec ictère chronique.
G.-M. Debove et **Courtois-Suffit.** — Traitement des ulcérémies purulentes.
J. Comby. — Le Rachitisme.
Ch. Talamon. — Appendicite et Perityphlite.
G.-M. Debove et **Rémond** (de Metz). — Lavage de l'estomac.
J. Seglas. — Les Troubles du langage chez les aliénés.
A. Sallard. — Les Amygdalites aiguës.
L. Dreyfus-Brisac et **I. Bruhl.** — Phtisie aiguë.
P. Sollier. — Les Troubles de la mémoire.
De Sinety. — De la Stérilité chez la femme et de son traitement.
G.-M. Debove et **J. Renault.** — Ulcère de l'estomac.
G. Daremberg. — Traitement de la phtisie pulmonaire. 2 vol.
Ch. Luzet. — La Chlorose.
E. Mosny. — Broncho-Pneumonie.
A. Mathieu. — Neurasthénie.
N. Gamaleïa. — Les Poisons bactériens.
H. Bourges. — La Diphtérie.
Paul Blocq. — Les Troubles de la marche dans les maladies nerveuses.
P. Yvon. — Notions de pharmacie nécessaires au médecin. 2 vol.
L. Galliard. — Le Pneumothorax.
E. Trouessart. — La Thérapeutique antiseptique.
Juhel-Rénoy. — Traitement de la fièvre typhoïde.
J. Gasser. — Les Causes de la fièvre typhoïde.
G. Patein. — Les Purgatifs.
A. Auvard et **E. Caubet.** — Anesthésie chirurgicale et obstétricale.
L. Catrin. — Le Paludisme chronique.
Labadie-Lagrave. — Pathogénie et traitement des Néphrites et du mal de Bright.
E. Ozenne. — Les Hémorroïdes.
Pierre Janet. — État mental des hystériques. — Les Stigmates mentaux.
H. Luc. — Les Névropathies laryngées.
R. du Castel. — Tuberculoses cutanées.
J. Comby. — Les Oreillons.
Chambard. — Les Morphinomanes.
J. Arnould. — La Désinfection publique.
Achalme. — Érysipèle.
P. Boulloche. — Les Angines à fausses membranes.
E. Lecorché. — Traitement du diabète sucré.
Barbier. — La Rougeole.
M. Boulay. — Pneumonie lobaire aiguë. 2 vol.
A. Sallard. — Hypertrophie des amygdales.
Richardière. — La Coqueluche.
G. André. — Hypertrophie du cœur.
E. Barié. — Bruits de souffle et bruits de galop.
L. Galliard. — Le Choléra.

LE
CORYZA ATROPHIQUE

ET

HYPERTROPHIQUE

PAR

E.-J. MOURE

Chargé de cours à la Faculté de médecine
de Bordeaux

Avec 8 Figures dans le texte

PARIS

RUEFF ET C⁰, ÉDITEURS

106, BOULEVARD SAINT-GERMAIN, 106

1897

AVANT-PROPOS

En réunissant dans un même volume
une étude sur les coryzas hypertrophique
et atrophique, j'ai pensé faire œuvre utile,
étant donné la fréquence considérable de
ces deux affections et le retentissement
qu'elles ont très souvent sur l'état général des malades. L'ozène en particulier,
mérite d'être bien connu des praticiens
généraux qui, très souvent, hésitent à
lutter contre une affection que bon
nombre d'entre eux sont habitués à considérer comme incurable.

Il y a déjà bien des années que, dans la

première édition de mon *Manuel des maladies des fosses nasales* (1886), j'ai émis
une opinion contraire en désaccord, à
cette époque, avec celle de spécialistes
éminents. Depuis lors, ma conviction que
la rhinite atrophique fétide était curable
n'a fait que devenir plus forte, plus iné-
branlable, et c'est là un de mes motifs
qui m'ont poussé à offrir au public médical ce travail d'ensemble sur une maladie très répandue qui, trop souvent,
fait le désespoir des malades et des médecins. C'est dire que la partie consacrée
au traitement occupera une place importante dans cette étude que j'ai tâché de
rendre aussi claire et aussi sommaire
que possible, afin de lui donner surtout
un caractère pratique.

Le coryza hypertrophique, assez souvent
confondu avec les polypes des fosses na-

sales, est la cause si fréquente de troubles
variés qu'il m'a paru également mériter
une description particulière et former en
quelque sorte le complément du chapitre
précédent.

Dans ce cas encore, je me suis efforcé
d'éloigner toute discussion trop spéciale
pour me tenir dans les généralités que
tout praticien doit connaître, en insistant
sur le traitement qui m'a paru le plus
efficace pour combattre, ou pour guérir
ces diverses altérations morbides.

Un très court chapitre d'anatomie des
cavités nasales forme le prélude de ce
travail, dans lequel j'ai consigné les connaissances les plus récentes sur les ques-
tions que je me propose de traiter.

Dans le chapitre consacré à la thérapeutique, non seulement j'ai signalé les
différents modes de traitement préconisés par mes confrères, mais j'en ai fait

ressortir les avantages et les inconvénients.

C'est, en résumé, le résultat de ma pratique personnelle, tant en ville qu'à la clinique de la Faculté de Bordeaux, que j'ai rapporté dans cet opuscule, sans avoir de parti pris contre tel ou tel procédé, quelle que soit d'ailleurs son origine.

Dʳ E. J. MOURE.

CORYZA ATROPHIQUE
(OZÈNE)
ET
CORYZA HYPERTROPHIQUE

I

ANATOMIE DES FOSSES NASALES

Nous proposant surtout dans le cours de ce travail d'étudier deux affections bien distinctes, il nous paraît indispensable de rappeler en quelques mots l'état anatomique de cette région, et en particulier celui de la muqueuse qui la recouvre.

Taillées en quelque sorte dans le milieu de la face, les fosses nasales, considérées dans leur ensemble, servent à faire communiquer l'arrière-gorge avec l'air extérieur. Formées d'une seule cavité en arrière, elles sont dans leurs deux tiers antérieurs séparées par une cloison verticale osseuse dans les trois quarts de son étendue, cartilagineuse en avant. Cette cloison ou septum forme donc la paroi interne de chaque fosse nasale. Ces dernières comprennent par ce fait quatre orifices, deux antérieurs (narines), et deux postérieurs (choanes).

La paroi inférieure ou plancher du nez, est formée par la portion horizontale du maxillaire supérieur et de l'os palatin.

La paroi supérieure ou voûte répond en avant à l'épine nasale du frontal et aux os propres du nez, dans sa partie moyenne à la lame criblée de l'ethmoïde et en arrière au corps du sphénoïde et à l'apophyse basilaire de l'occipital.

Les faces latérales sont formées, l'interne par la cloison médiane comprenant : la lame perpendiculaire de l'ethmoïde, le vomer et le cartilage quadrangulaire ; la face externe

plus compliquée répond à l'os unguis, la
lame orbitaire de l'ethmoïde, la face interne
du maxillaire supérieur, la lame perpendiculaire du palatin et l'aile interne de l'apophyse ptérygoïde. Sur cette face se trouvent
les cornets qui, horizontaux et parallèles,
occupent en arrière un plan à peu près ver-
tical, tandis qu'en avant ils s'arrêtent sur
un plan oblique ; l'inférieur étant plus long et
venant plus en avant que le moyen ; ce dernier est un peu plus court que le supérieur,
qui est de beaucoup le plus rudimentaire.

Sur cette paroi externe se trouvent, dans
le tiers antérieur du méat inférieur, l'orifice
du canal nasal, dans le méat moyen (au niveau de l'infundibulum) l'orifice des sinus
maxillaires et frontaux, et des cellules
ethmoïdales antérieures ; plus en arrière,
l'orifice des cellules ethmoïdales postérieures.

Le sinus sphénoïdal s'ouvre généralement
en face de ces dernières, et son contenu se
déverse soit entre la cloison et le cornet
moyen, soit dans le naso-pharynx.

Muqueuse pituitaire. — La muqueuse qui tapisse les fosses nasales se moule exactement sur toutes les parties du squelette par sa couche profonde, qui est formée d'un tissu fibreux assez résistant. La couche superficielle muqueuse contient les glandes et les vaisseaux. L'épithélium est cylindrique à cils vibratiles dans toute la région, sauf au niveau du vestibule, où il est pavimenteux.

Un point important à noter dans la structure de la pituitaire est l'existence du tissu érectile (Isch-Wall et Arvizet) au niveau du cornet inférieur, de la partie antérieure du septum et du plancher, et sur le bord libre antérieur du cornet moyen.

Rappelons enfin que la membrane de Schneider est largement pourvue de vaisseaux artériels et veineux, et que les lymphatiques se rendent vers les ganglions latéraux du pharynx.

Telles sont, envisagées dans leur ensemble, les différentes parties qui limitent et constituent les cavités nasales.

II

DU CORYZA ATROPHIQUE

(OZÈNE ESSENTIEL, PUNAISIE)

Définition et distinction. — Sous le nom de coryza atrophique, nous allons étudier une inflammation spéciale de la muqueuse pituitaire, caractérisée par un élargissement exagéré des cavités nasales, avec accumulation de sécrétions, répandant, en général, l'odeur spéciale que tous les praticiens connaissent.

Telle est l'affection vulgairement connue et désignée sous le nom de punaisie ou d'ozène. Sous cette désignation, on a successivement englobé tantôt la mauvaise odeur exhalée par les malades, tantôt différentes affections de la muqueuse pituitaire dans lesquelles l'haleine était fétide, tantôt enfin une maladie particulière et spéciale de cette même région, plus ou moins identique dans tous les cas.

Comme il est facile de le supposer, ces significations diverses du mot ozène ont créé pendant longtemps une certaine confusion dans l'étude de l'affection qui va nous occuper. Mais depuis que les nouvelles méthodes d'examen des fosses nasales se sont généralisées, depuis que la pathologie de ces cavités a été établie sur des observations plus complètes, l'expression ozène a été spécialement consacrée pour désigner une inflammation particulière de la pituitaire, produisant des sécrétions odorantes et aboutissant à l'atrophie de la muqueuse et des cornets eux-mêmes.

Avec M. Ruault, nous admettrons que le mot ozène n'est pas synonyme de rhinite atrophique ou atrophiante *sans épithète*, et

que seuls les termes pouvant indifféremment
être employés l'un pour l'autre, sont ceux
de rhinite atrophique *fétide* ou d'ozène.

L'épithète *fétide*, ou ozénateuse, est nécessaire pour bien désigner qu'il s'agit de la
forme odorante, par opposition à la rhinite
atrophique *simple*, dans laquelle les sécrétions font presque complètement défaut ou
sont peu abondantes, d'une qualité tout à fait
particulière, sans aucune fétidité. Cette va-
riété constitue le coryza sec de quelques
auteurs (Morell-Mackenzie). Nous parlerons
successivement de ces deux formes d'inflammation des fosses nasales.

CORYZA ATROPHIQUE FÉTIDE

Historique, dénominations diverses. —
Le coryza atrophique avec sécrétions fétides est connu depuis de longues années
et a été pendant longtemps décrit et étudié
sous le nom de punaisie; le sujet atteint
prenant le nom de punais, par ce fait que

l'odeur exhalée par lui ressemblait à celle d'une punaise écrasée.

Comme l'a fort bien dit M. Brochin dans son article du *Dictionnaire encyclopédique des sciences médicales* (t. XIX, 2e série, p. 551 et suiv.), tous les auteurs depuis Celse ont considéré l'ozène comme lié à l'existence d'ulcération des fosses nasales, et sous la dépendance de ces ulcères... L'ozène, dit Galien, est une ulcération dans la profondeur des narines avec écoulement...

On s'accorde généralement à reconnaître que Sauvage, en 1771, distingua un ozène idiopathique; cependant il est facile de voir dans la description qu'il donna de cette affection, description reproduite par M. Brochin dans son article, que cet auteur lui aussi est hanté par l'idée d'une ulcère, simple ou virulente, dont il essaie d'établir ou de discuter l'existence par les symptômes extérieurs tels que la forme de l'ouverture des narines ou la nature de l'écoulement nasal.

J. Frank parle de blennorrhée nasale, sans lésion apparente, mais tous les auteurs suivants établissent toujours en principe l'existence d'ulcérations, de caries, de nécroses auxquelles ils rattachent les principaux symptômes de l'affection. Trousseau, l'un des premiers en France, fit de l'ozène une étude que l'on peut considérer comme magistrale, étant donné que cet auteur était obligé de procéder par une sorte d'intuition, résultat de sa grande expérience et d'un sens clinique développé à un très haut degré. Par l'analyse méthodique des symptômes, cet observateur merveilleux arriva à établir que l'ozène pouvait être la conséquence d'une modification spéciale de la secrétion nasale, sans qu'il soit besoin d'ulcérations ou d'altérations profondes des fosses nasales pour l'expliquer.

Trousseau créa ainsi ce qu'il appelait l'ozène constitutionnel, qu'il assimilait à la sueur fétide des pieds ou des aisselles de certains individus.

Les auteurs qui étudièrent ensuite la punaisie (Cazenave, Lagneau, etc., etc.), tout en tenant compte de l'opinion du célèbre clinicien, ne purent cependant abandonner complètement l'idée d'ulcération, et l'on peut dire que les différentes études faites sur ce sujet jusqu'à ces dernières années n'ont point éclairé d'un jour nouveau l'origine de la puanteur exhalée par les malades. Tous les travaux de la période que nous pourrions appeler période prérhinoscopique ont plutôt contribué à embrouiller la question qu'à l'éclaircir. A chaque instant, les diathèses syphilitiques, scrofuleuses, herpétides, etc., etc., sont invoquées dans le but d'expliquer l'origine de l'affection. On sait aujourd'hui ce que valent la plupart de ces expressions, et nous n'ignorons pas que les différentes manifestations de la syphilis, ou autres états infectieux, ont été classés et parfaitement définis.

Il nous a paru utile de rappeler en quelques pages les travaux de nos devanciers sur cette intéressante question pour mieux montrer le chemin parcouru depuis que nous pouvons étudier *de visu* sur le vivant la pathologie des fosses nasales à laquelle les nouvelles découvertes bactériologiques et microscopiques sont venues donner un appoint indispensable. Si le dernier mot n'est pas encore dit sur la nature intime de la rhinite atrophique fétide, nous pouvons cependant considérer cette affection comme parfaitement connue et comme ayant sa symptomatologie spéciale, très nette et très caractérisée, indépendante de toute autre maladie des fosses nasales.

Nous savons aujourd'hui, pour l'avoir tous observé maintes et maintes fois, qu'il s'agit dans l'ozène d'une inflammation spéciale de la pituitaire, sans ulcération d'aucune sorte. C'est là un point capital que nous tenons à établir tout d'abord.

C'est aux examens directs par la rhinoscopie antérieure et postérieure que l'on doit la démonstration anatomique de l'absence d'ulcère dans l'ozène. C'est en Allemagne que se firent les premières recherches dans ce sens et tout le monde s'accorde à reconnaître que les travaux de Zaufal, de Michel, Gottstein, Hartmann et Fränkel permirent de faire justice des hypothèses plus ou moins erronées sur lesquelles on avait vécu jusqu'à cette époque.

En France, c'est au regretté Dr Calmette que revient l'honneur d'avoir l'un des premiers (1879) amené la réaction salutaire.

L'opinion de cet auteur fut bientôt (1881) soutenue et développée par l'un de ses élèves distingués, le Dr A. Martin, qui fit de ce qu'il appela l'*ozène vrai* le sujet de son travail inaugural.

La voie des recherches étant dès lors ouverte, chaque auteur apporta sa pierre à l'édifice commun, contribuant ainsi à l'élever sur des bases solides et inébranlables.

Nous reprendrons plus tard, en étudiant la pathogénie de l'ozène, les différentes théories des auteurs que nous venons de nommer ; car nous allons d'abord étudier les causes qui paraissent susceptibles de présider à l'éclosion de la maladie.

Étiologie générale et locale. — Nous diviserons les causes susceptibles de déterminer l'apparition de la rhinite atrophique fétide en deux groupes distincts, qui sont : les causes prédisposantes et occasionnelles.

a) CAUSES PRÉDISPOSANTES. — Il n'est pas douteux que certaines causes prédisposent plus particulièrement à cette pénible infirmité. C'est ainsi que l'état désigné autrefois sous le nom de scrofule joue un rôle important pour préparer le terrain et le rendre apte à développer les germes du mal.

Ruault[1] cependant refuse à la scrofule ce rôle étiologique : « La vérité, dit cet auteur est que chez les scrofuleux et même chez les lymphatiques, l'affection présente certains caractères un peu spéciaux : abondance et fluidité plus grande des sécrétions, géné-

---

1. *Traité de Médecine*, de Charcot et Bouchard, I, IV, p. 62.

ralisation rapide des troubles sécrétoires, apparition fréquente des rétentions de la sécrétion devenue concrète avant que la muqueuse soit atrophiée, et alors même qu'elle est plutôt tuméfiée et que le tissu adénoïde du pharynx subsiste ou même est hypertrophié. Ces caractères sont assez accentués parfois pour qu'on ait décrit un ozène scrofuleux et qu'on l'ait opposé à l'ozène simple, ce que rien ne justifie d'ailleurs, car la diathèse scrofuleuse ne modifie pas la nature de la maladie. Ce qui montre bien d'ailleurs que la scrofule n'est pas une condition prédisposante, c'est que les cas de cet ozène dit scrofuleux sont sûrement plus rares que les cas d'ozène dit simple. »

M. Tissier dans son récent[1] travail sur l'ozène[2], étudiant aussi le rôle de la scrofule sur l'apparition de cette rhinopathie, dit

---

1. Nous disons récent car ce manuscrit avait été remis à l'éditeur au mois de décembre 1894.

2. Extrait des *Annales de méd. scient. et prat.* Paris, 1894, p. 52.

qu'il faut d'abord savoir ce que l'on désigne sous ce nom. Si on élimine ce qui dépend de la tuberculose et de la syphilis, il reste, dit cet auteur, bien peu de chose de la prétendue maladie, et M. Tissier pense que si les ozénateux présentent souvent le masque classique de la scrofule, c'est précisément en raison de leurs lésions nasales. Il est certain que les recherches bactériologiques et microscopiques élargissant le domaine de la tuberculose ont singulièrement diminué celui de l'ancienne diathèse scrofuleuse. Toutefois il n'en reste pas moins établi cliniquement une sorte d'ensemble particulier préparant l'éclosion de certaines maladies, ensemble que l'on peut encore désigner sous le nom de scrofulose. Cette expression représente encore un type clinique bien net, bien défini, très fréquent chez les enfants, type que l'on ne saurait rattacher directement à la syphilis acquise, mais qui souvent dérive de la syphilis paternelle, et dont les manifestations ne pourraient être considérées comme étant

de nature nettement tuberculeuse. Tels la
rhinite fétide, certains coryzas purulents,
des adénites à poussées chroniques n'arrivant
jamais à la suppuration, un développement
exagéré du système lymphoïde (amygdales
buccales ou naso-pharyngiennes), etc., etc.

Beaucoup d'auteurs signalent l'influence
de la syphilis sur la production de la maladie,
et Ruault, dont nous venons de rapporter
l'opinion à propos de la scrofule, n'hésite pas
à se rattacher à cette opinion déjà défendue
par Schæffer, Schrötter, Stœrck, Morell-
Mackenzie et quelques autres. Cet auteur va
même plus loin, confondant presque sous une
même dénomination l'ozène de la rhinite
atrophique avec celui qui résulte des manifestations de la syphilis.

« Quand il y a syphilis, dit Ruault, il n'est
pas douteux qu'elle joue un rôle étiologique
positif. Les sujets qui ont souffert dans la
première enfance de rhinite syphilitique héréditaire deviennent souvent ozéneux con-
sécutivement, alors que toute lésion spéci-

fique a disparu. Quant à la syphilis nasale
héréditaire tardive et à la syphilis nasale
tertiaire, son rôle est encore plus indéniable.
Les lésions syphilitiques tertiaires des fosses
nasales, alors que le processus est en pleine
activité, peuvent parfois évoluer pendant
longtemps sans donner lieu à une fétidité
bien notable; mais, à un moment donné,
après que les séquestres se sont mobilisés,
il arrive très fréquemment que la sécrétion
purulente perd sa fluidité et se concrète en
forme de croûtes verdâtres, extrêmement
abondantes, en même temps que la muqueuse s'atrophie. La fétidité nasale devient
alors horrible; c'est l'odeur de l'ozène simple, mais c'est cette odeur avec tous ses caractères à leur maximum. L'extraction des
séquestres, la disparition des ulcérations
sous l'influence du traitement spécifique
atténuent bien la punaisie; mais dans un
grand nombre de cas elles ne la font pas disparaître : le processus atrophique de la muqueuse évolue comme dans l'ozène simple,

et seules les pertes de substance et l'anam-
nèse révèlent l'origine de la maladie. Elle
ne mérite pas le nom d'ozène syphilitique,
qu'on lui a donné et qu'on lui donne parfois
encore; c'est, si l'on veut, un ozène post-
syphilitique ou d'origine syphilitique, mais
les lésions mêmes ne sont pas spécifiques et
les recherches histologiques de Suchardt et
de Zucherhandt ont montré qu'en pareil cas
les altérations de la muqueuse nasale ne dif-
féraient pas de celles qu'on a constatées en
cas d'ozène essentiel. Je considère donc la
syphilis comme une cause assez fréquente
de l'ozène, mais je ne crois pas qu'on doive
la signaler comme une cause prédisposante,
en ce sens qu'elle me paraît incapable de
créer l'ozène d'emblée, s'il n'y a pas eu tout
d'abord de lésions nasales spécifiques. »

M. Tissier, qui fait de l'ozène une lésion
de ce qu'il appelle l'appareil ethmoïdal, pense
que deux cas peuvent se présenter : ou bien
la syphilis nasale, soignée de bonne heure,
guérit complètement ne laissant d'autre trace

de son passage que les destructions des tissus qu'elle a entamés (perforation du septum, perte des cornets inférieurs, affaisse-
ment du nez, etc.), ou bien l'ozène persiste.
Dans ce cas, la syphilis a déterminé l'inflammation du système ethmoïdal, c'est-à-dire
la formation de l'ozène simple, vulgaire, qui
évolue malgré le traitement antisyphilitique.
Ainsi s'expliquerait l'existence des lésions
de la rhinite atrophique fétide, chez des
malades entachés de syphilis acquise et ayant
eu des manifestations nasales.

Cette manière de voir est évidemment
très ingénieuse et peut-être très près de la
vérité. Cependant je considère avec Moldenhauer[1], que ces suppositions ne font qu'ob-
scurcir la conception du coryza atrophique
fétide, en créant une confusion regrettable
entre deux affections absolument dissem-
blables.

Le coryza syphilitique est en effet une

1. *Traité des mal. des fosses nasales.* Traduct. française,
Paris, 1888, p. 401.

entité morbide à caractères bien nets et parfaitement définis, tout aussi bien que le coryza
atrophique. Que la syphilis crée par voie
d'hérédité un milieu spécial, résultant d'une
sorte de déchéance organique de l'être ainsi
constitué, le fait est possible. La syphilis
des parents a ainsi déterminé une sorte d'opportunité morbide, sans que l'affection puisse
jamais être considérée comme une manifestation directe de l'infection héréditaire.
Nous verrons du reste plus tard, en traitant
du diagnostic, combien les lésions de la
syphilis et de la rhinite atrophiante diffèrent
l'une de l'autre. Cette sorte de prédisposition est cependant difficile à établir d'une
manière très positive, car, ainsi que le fait
observer Morell-Mackenzie [1], l'ozène qui
survient fréquemment chez des personnes
saines peut aussi atteindre les enfants de
syphilitiques ou des sujets directement in-
fectés. Nous avons tous rencontré des ma-

1. *Trait. prat. des mal. du nez.* Trad. française. Paris,
1887, p. 132.

lades atteints de syphilis acquise ayant une muqueuse nasale ressemblant à celle que l'on rencontre dans l'ozène simple, avec des sécrétions analogues; mais dans ces cas existaient toujours des pertes de substance portant sur la charpente du nez, et indiquant ainsi l'origine et la nature de cet ozène spécial. C'est du reste à cette forme que s'applique la théorie de M. Tissier que nous venons d'exposer.

L'hérédité est admise par la plupart des auteurs (Zaufal, Bresgen, etc., etc.), et l'on ne s'étonnera pas de ce fait, étant donné que la forme du nez est souvent la même chez les enfants et les parents directs. On sait avec quelle fidélité se reproduit cet organe dans certaines races et dans les mêmes générations ; il est donc facile de comprendre que l'hérédité puisse créer une prédisposition certaine à l'affection que nous étudions. J'ai déjà exprimé cette opinion[1] que lorsque,

1. *Manuel prat. des maladies des fosses nasales*, 2ᵉ édit., Paris, 1893, p. 261.

dans une famille, le père ou la mère est atteint de coryza atrophique, un ou plusieurs des enfants présentent aussi cette tare originelle.

Tuberculose. — L'ozène peut encore survenir à la suite de maladies générales graves altérant la crase sanguine (Moldenhauer).

L'affection peut aussi apparaître à la suite de la variole (Ruault), de la rougeole (Jurasz), et je l'ai vue accompagner la fièvre typhoïde, opinion confirmée par M. Tissier. Jurasz l'aurait vue survenir à la suite de l'érysipèle de la face. Il convient encore de signaler parmi les causes prédisposantes l'influence du sexe et de l'âge.

Tous les auteurs sont d'accord pour admettre que c'est surtout de dix à vingt ans, c'est-à-dire dans l'adolescence et vers l'âge de la puberté, que l'affection se rencontre plus particulièrement. Elle est un peu moins commune chez les adultes, qui souvent s'en préoccupent moins, parce que la sécrétion est moins active, l'odeur fétide est moins in-

tense. Enfin l'affection est relativement rare
au-dessus de quarante ans et plus exceptionnel chez le vieillard [1]. Ainsi que je viens
de le dire, tous les auteurs s'accordent à
signaler cette particularité sans chercher à
l'expliquer, et cependant l'explication de
ce fait nous paraît assez simple. En effet,
tous ceux qui ont eu l'occasion d'examiner
un grand nombre de fosses nasales ont rencontré chez l'adulte et même chez les sujets
âgés la constitution anatomique intérieure
qui caractérise le coryza atrophique, avec
cette différence capitale que la sécrétion
était à peu près nulle, et que par conséquent

1. J'ai eu cependant l'occasion de soigner un vieillard
de 76 ans atteint de coryza atrophique fétide en pleine
activité, c'est-à-dire avec formation de croûtes brunes,
abondantes, répandant l'odeur caractéristique de l'affection. L'examen direct révéla les lésions habituelles en pareil cas. Ce fait semble prouver que l'ozène n'est peut-
être pas aussi rare chez le vieillard qu'on se plaît à le
dire en général. Souvent à un âge avancé, on est plus
négligent de sa personne, moins coquet et l'on calme les
maux de tête en prisant du tabac qui a le double avantage
d'activer la sécrétion nasale, empêchant ainsi la formation des croûtes et de masquer en partie l'odeur fétide
que l'on attribue souvent à d'autres causes.

les malades n'exhalaient aucune odeur fétide. En interrogeant ces malades, il était facile de se convaincre que, dans leur enfance
et souvent même pendant toute leur adolescence, ils avait mouché beaucoup et avaient
présenté tous les symptômes fonctionnels
de la rhinite fétide. Ensuite, peu à peu, par
suite de l'évolution naturelle de la maladie,
la sécrétion s'était tarie, et avec elle avait
disparu l'odeur spéciale qui constitue l'ozène;
seules les lésions anatomiques avaient définitivement persisté.

Comme ces dernières gênaient peu ou pas
les sujets qui en étaient porteurs, ils ne son-
geaient pas à consulter pour cette lésion
que l'on rencontrait en examinant les fosses
nasales à l'occasion d'une affection de l'oreille
ou de la gorge. C'est, à n'en pas douter, à la
période active de la maladie, c'est-à-dire
pendant l'adolescence surtout que l'ozène
inquiète le plus les malades; c'est aussi à
cette époque que l'on songe à consulter le
médecin, et c'est enfin à ce fait qu'il faut

attribuer l'influence de l'âge reconnue et signalée par tous les auteurs qui se sont occupé de cette importante question.

Il ne faut cependant pas croire que a rhinite fétide soit l'apanage exclusif de l'adolescence, car on la rencontre assez fréquemment chez de jeunes enfants, et j'ai depuis longtemps signalé ce fait dans mes travaux sur ce sujet. Il a été également consigné par M. Ruault (*loc. cit.*, p. 62), qui rapporte un cas d'ozène essentiel chez une fillette de 32 mois ; — j'ai eu également l'occasion d'en observer quelques exemples un peu au-dessous de cet âge, et souvent aussi chez des fillettes.

Le sexe semble en effet créer une sorte de prédisposition bien marquée à cette désagréable maladie. Les auteurs sont à peu près unanimes à considérer l'ozène comme bien plus fréquent chez la femme que chez l'homme. De fait, nous voyons bien plus souvent les sujets du sexe féminin venir consulter le médecin à ce sujet, mais est-ce bien une

raison pour admettre la fréquence plus grande
de la maladie chez ces derniers. Ne peut-on
expliquer cette prédominance par le soin
plus méticuleux qu'apportent les femmes à
leur toilette et à leur personne, par leur dés-
œuvrement plus grand qui leur permet d'aller
plus aisément se faire examiner. C'est là une
théorie que j'ai soutenue dans mes travaux sur
le coryza atrophique et qui me semble encore
soutenable. Ou bien faut-il supposer, avec
M. Martin[1] que l'affection reste plus souvent
méconnue chez les garçons qui, vivant au
grand air, ou adonnés au tabac, masquent
ainsi, en partie du moins, l'odeur fétide
qu'ils répandent.

Le seul fait qui enlèverait de la valeur
à cette hypothèse est la plus grande fréquence de la rhinite fétide atrophique
chez les filles que chez les garçons au-
dessous de 10 ans, c'est-à-dire, à une
époque de la vie où les enfants des deux

1. *De l'ozène vrai*, Paris, 1881.

sexes sont indistinctement conduits à nos consultations.

La forme extérieure du nez constituerait, au dire de quelques auteurs, une prédisposition à la rhinite fétide. Les nez camards, c'est-à-dire les nez déprimés et resserrés à leur base, à la suite de chutes ou de traumatismes, seraient plus particulièrement atteints. Il est certain que nous observons très fréquemment cette forme spéciale de l'organe de l'odorat chez le punais; nous la décrirons même plus tard, en exposant la symptomatologie de cette affection; mais, outre que l'ozène se rencontre chez des sujets n'offrant pas cette disposition anatomique, on est en droit de se demander avec M. Potiquet[1] si un nez ainsi conformé n'est pas plutôt une résultante qu'une cause. L'amoindrissement et l'aplatissement du nez à sa racine succèdent bien souvent au processus pathologique qui

1. *Sur la forme du nez dans l'ozène vrai* (Congrès international d'otologie et de laryngologie, Paris, 1889).

constitue l'ozène, au lieu de précéder ce dernier symptôme.

b) CAUSES OCCASIONNELLES. — La cause occasionnelle immédiate du coryza sec est sans aucun doute l'entrée dans le nez de particules irritantes en suspension dans l'atmosphère, disait Morell Mackenzie [1]. Certaines particularités, ajoutait-il, telles que la grandeur démesurée des orifices du nez, leur béance, leur direction en avant ou l'absence de vibrisses favorisant l'entrée de ces poussières prédisposent à l'affection. Hâtons-nous d'ajouter que ces mêmes causes n'agissent pas toujours de la même manière chez tous les sujets et sont loin de suffire pour produire la rhinite atrophique fétide. On a également incriminé les inflammations répétées de la muqueuse pituitaire, les différentes formes de coryzas chroniques simples, les déformations du squelette du nez, en particulier les déviations et éperons du septum

1. *Loc. cit.*, p. 133.

empêchant l'écoulement des sécrétions au
dehors. Une perforation de la cloison diminuant la force du courant d'air, la largeur
démesurée des fosses nasales (Zaufal) empêchant le balayage de ces cavités dans l'expi-
ration brusque, telles sont encore les raisons
invoquées pour expliquer l'apparition de la
punaisie. Mais il faut bien avouer que de
toutes ces causes aucune n'est suffisante pour
produire, à elle seule, la maladie spéciale que
nous étudions ici. Tous les praticiens connaissent des malades affectés d'inflammation chronique de la pituitaire n'ayant jamais
eu d'ozène, et, par contre, que d'enfants présentent de très bonne heure ce symptôme
désagréable et prédominant !

C'est donc, à n'en pas douter, à un ensemble de conditions et non à une seule cause
qu'il faut attribuer le mal et les lésions qui
le caractérisent.

Symptômes. — Ils sont de deux ordres,
mais les plus importants pour le malade ou

son entourage sont, sans contredit, les troubles fonctionnels, et, parmi ces derniers,
l'odeur fétide repoussante qui s'exhale du
nez du punais et qui très souvent laisse
dans l'ombre tous les autres signes de la
maladie.

Si l'on a l'occasion de voir les malades
de très bonne heure, c'est-à-dire dans leur
enfance, on peut considérer que la rhinite
atrophique fétide comprend deux périodes
assez nettes : l'une, que l'on pourrait appeler de début, c'est la période infantile, qui,
très souvent, passe inaperçue ; l'autre, période d'état, fréquente chez les adolescents,
dans laquelle l'ozène est constitué. La première, que nous pourrons encore appeler
préozénateuse, est surtout caractérisée par
un écoulement purulent, extrêmement abondant, empesant le mouchoir, qu'il tache en
vert jaunâtre, exhalant une odeur fade,
mais non réellement fétide. Puis la sécrétion devient plus épaisse, se concrète en
croûtes jaunes verdâtres, formées de la-

melles concentriques imbriquées les unes au-dessus des autres, à la manière de pelures d'oignons. Elles s'accumulent dans les fosses nasales, particulièrement au niveau du cornet et du méat moyens, se moulant sur les saillies et les cavités de cette région jusqu'au jour où elles sont expulsées soit par un effort fait en se mouchant, soit détachées par l'aspiration d'eau que font souvent les malades arrivés à cette période de l'ozène.

Les troubles fonctionnels seront donc variables, suivant la période à laquelle on sera consulté par le malade, et pourront même ne pas être semblables pour les deux côtés, suivant que le processus morbide sera au début dans une fosse nasale et à la période d'état dans la cavité opposée. Il importe néanmoins de savoir que le début du mal passe le plus souvent inaperçu et que même chez le jeune enfant on peut rencontrer la symptomatologie complète de l'ozène vrai.

Aspect extérieur. — J'ai déjà fait allusion plus haut à la forme du nez dans l'ozène ; je me bornerai donc à rappeler à ce sujet ce que j'ai déjà dit dans la deuxième édition de mon *Manuel sur les maladies des fosses nasales* en étudiant les symptômes de cette affection (p. 243). Ce qui frappe tout d'abord chez les malades atteints de coryza atrophique type, c'est leur aspect extérieur, l'apparence de leur visage et en particulier la forme de leur nez. Ils offrent, en effet, tous les signes extérieurs de ce que l'on est convenu d'appeler le facies strumeux (lèvres épaisses, joues bouffies, tuméfaction des ganglions sous-maxillaires, etc., etc.) ; les os propres du nez, au lieu de former une espèce d'arête comme à l'état normal, sont au contraire enfoncés au-dessous du frontal, et la saillie habituelle de la naissance du nez est remplacée par une dépression plus ou moins prononcée ; de telle sorte que bien souvent l'orifice des narines, au lieu de regarder directement en bas, se dirige un peu plus

en avant, la pointe du nez étant parfois
assez fortement relevée. En un mot, les
malades ont ce que Zaufal appelle, avec
juste raison, le nez en forme de selle.

Comme l'a fait encore observer tout récemment le Dr Tissier[1], le nez camard des
ozénateux rappelle presque exactement celui des races inférieures (platyrhinie des
nègres et des jaunes ; indice nasal transver-
sal élevé) et celui du nouveau-né. Le nez
de ce dernier est, en effet, large et sensiblement écrasé à sa racine ; puis, à mesure que
l'enfant avance en âge, ses dimensions
s'accroissent surtout en longueur plutôt
qu'en largeur. M. Potiquet, qui s'est particulièrement occupé de la forme du nez dans
l'ozène[2], rapportant l'opinion de Broca à ce
sujet, dit : « Le nez étroit de l'Européen
(leptorhinien) traverse ainsi successivement
dans son développement la platyrhinie des

1. *Annales de médecine*, 20 décembre 1893 et suiv.
2. *Revue de laryngol.* du Dr Moure, 1890, janvier, p. 8
et suiv.

races inférieures, puis la mésorhinie des races moyennes, et la régularité de cette décroissance de l'indice nasal permet de penser que, dans un grand nombre de cas, l'exagération de l'indice nasal est la conséquence d'un arrêt de développement. L'ozène vrai, ajoute M. Potiquet, est pour nous un de ces cas. De même, dit toujours cet auteur, de la naissance à l'âge adulte, la hauteur du promontoire nasal au niveau de sa racine s'accuse de plus en plus; mais c'est surtout à partir de quinze ans, suivant M. Merejkouski [1], que le toit formé par les os propres s'élève relativement plus qu'il ne s'élargit par la base. Ce rapport entre la proéminence absolue des os propres et la largeur de leur base ou indice nasal de la racine, offre un caractère sérial très prononcé, et en général l'élèvement de la race répond à l'élévation des os propres du nez. Ici encore le nez punais apparaîtra souvent comme

1. *Bulletin de la Soc. d'anthropologie*, 1882, cité par Potiquet, *loc. cit.*, p. 10.

n'ayant pas suivi le développement normal auquel il était appelé : c'est un nez resté en chemin. Cette théorie de la forme de l'organe de l'odorat chez les malades atteints de coryza atrophique est, on le voit, des plus séduisantes et établie sur des bases absolument scientifiques.

Il est certain, du reste, que d'autres causes étant susceptibles d'enrayer le développement normal du nez, sa forme ensellée ne saurait être fatalement un stigmate de l'ozène; plus le coryza atrophique aura débuté de bonne heure et plus il y aura de chance de voir apparaître cette forme spéciale de l'organe de l'odorat que l'on retrouve dans certaines races ou certaines familles. Il n'est pas rare, du reste, de voir des ozénateux ayant un nez extérieur parfaitement conformé, avec une arête saillante et des os propres parfaitement normaux. Il faut considérer alors, pour rester d'accord avec la théorie émise par M. Potiquet, que l'affection nasale a débuté tardivement, c'est-à-dire à une époque de la vie où le nez était déjà développé. Cette hypothèse nous paraît être conforme à ce que nous voyons dans la pratique courante; elle explique très bien la variabilité assez marquée de la forme du nez chez les ozéneux.

Il n'est pas rare de rencontrer, selon les personnes, une apparence délicate, qui trouve sa raison d'être (Michel) dans l'affaiblissement que détermine leur sécrétion abondante et l'infection de l'air qu'elles aspirent. L'ozène peut encore retentir sur l'état général par la chute de mucosités fétides dans les voies digestives qu'elles irritent, déterminant ainsi des troubles de l'alimentation souvent assez graves.

L'odorat, diminué au début, est toujours plus ou moins compromis; souvent absolument perdu d'un côté, il est plus ou moins conservé dans la fosse opposée. Cette perte de l'odorat fait même que la plupart du temps les ozéneux ignorent l'odeur fétide qu'ils répandent autour d'eux et n'en sont généralement instruits que par leur entourage. La diminution ou l'absence d'odorat est fatalement accompagnée d'un trouble de la gustation portant sur la saveur des aliments qui est peu ou pas perçue. Le goût se trouve alors réduit, chez ces personnes, aux sensations fondamentales qui sont le doux ou l'amer, le salé ou l'acide.

Très souvent encore, les punais éprouvent des céphalées frontales ou préorbitaires permanentes ; chez quelques-uns, ces douleurs, très souvent intermittentes, sont liées à l'état de la muqueuse pituitaire ou des cavités accessoires. Toute complication inflammatoire portant sur ces dernières, ou tout amas de sécrétion obstruant leur orifice, suffit pour occasionner des douleurs de tête très violentes chez quelques malades.

Lorsque le punais se rend compte de l'odeur qu'il répand autour de lui, lorsqu'il est en proie à des céphalées souvent accompgnées d'inaptitudes au travail intellectuel, la tristesse et les préoccupations de toutes

sortes s'emparent de lui, et souvent on le
voit devenir hypochondriaque. S'éloignant
de ses semblables, il cherche à vivre à
l'écart, craignant d'être un objet de dégoût
pour tous ceux qui l'approchent.

Moldenhauer cite même le cas d'une jeune
fille s'étant donné la mort parce qu'elle ne
pouvait arriver à se débarrasser de cette
odeur qui faisait son tourment.

Enfin, dans les cas graves, on peut voir
apparaître des vertiges, survenant particulièrement au réveil, comme la plupart
des vertiges d'origine nasale (Joal).

Le symptôme capital qui a, du reste, valu
son nom à la maladie est donc cette odeur
infecte qu'exhalent les sujets atteints : odeur
tout à fait particulière, se reconnaissant
aisément lorsqu'on l'a sentie quelquefois et
se distinguant facilement de celle qui
accompagne certaines affections ulcéreuses des fosses nasales, ou l'existence de
sequestres osseux et les amas de matière
caséeuse. L'odeur est loin d'être constam-

ment la même ; très forte lorsque le malade
n'a pu se débarrasser des sécrétions accumulées dans ses fosses nasales, et d'autant
plus pénétrante que les amas sont plus anciens, l'odeur devient presque nulle lorsque
les cavités du nez ont été convenablement
nettoyées et débarrassées des concrétions
qu'elles contenaient.

Il est de règle presque absolue de voir
chez les jeunes filles l'ozène devenir plus
fort et plus persistant au moment de la période cataméniale, et ce fait est particulièrement appréciable chez les fillettes en cours
de traitement ; alors que chez ces dernières,
l'odeur est nulle pendant tout le mois, elle
reparaît ordinairement au moment des
règles, malgré la continuité du traitement.
Ce fait est d'autant plus important à connaître que, très souvent, dans la pratique
générale de la médecine, on compte sur l'apparition des menstrues pour guérir les rhinites
fétides de jeunes filles atteintes dans leur
enfance de cette pénible affection. Il faut

savoir que c'est au contraire une aggravation qu'il faut attendre et non la guérison, comme on le fait trop souvent espérer aux familles, soucieuses, on le sait, de leurs enfants. Il est certain qu'à l'époque des règles les sécrétions subissent certaines modifications dans leur composition : devenant plus épaisses, elles sont plus adhérentes, souvent de couleur plus foncée, et partant plus fétides.

Il s'agit dans ces cas de véritables ozènes périodiques, comme les appelle Jurasz. Cet auteur a également insisté avec raison sur la diminution très notable des sécrétions et par conséquent de l'odeur pendant la grossesse; il a également noté des améliorations très marquées après la fièvre typhoïde. L'odeur reparaît en général après l'accouchement lors du retour des règles. Je l'ai vu, chez quelques malades ayant eu des grossesses successives rapprochées, disparaître presque complètement sans le secours de traitements locaux.

Il est à remarquer, en effet, que si l'accumulation et la stagnation des sécrétions nasales occasionnent l'ozène, ce dernier symptôme n'est pas toujours en rapport avec la quantité de produits sécrétés. En effet, souvent, chez le même sujet, on observe une odeur fétide extrêmement forte avec une quantité relativement minime d'amas croûteux, et réciproquement une accumulation considérable ne répand que peu ou pas d'odeur. Il est certain que la nature des produits sécrétés a une influence considérable sur l'apparition de la fétidité de l'haleine. J'ai remarqué, durant ces dernières années, que plus le bouchon muqueux était de couleur foncée et plus il était odorant, tandis que les sécrétions jaunâtres, pâles répandent beaucoup moins d'odeur et souvent même sont presque tout à fait inodores. Nous savons également que, chez quelques sujets, à peine les fosses nasales sont-elles débarrassées de leur sécrétion que l'on voit la muqueuse suinter, suer en quelque sorte une sécrétion déjà fétide. Nous reviendrons plus loin en traitant de la pathogénie de l'ozène sur l'existence de ces ozènes précoces que nous devons pour l'instant nous borner à signaler.

La nature et l'aspect des sécrétions varient non seulement avec la période de la maladie, mais avec certaines époques. C'est ainsi que, dans les cas récents, le muco-pus ou le pus est expulsé sous forme de morves épaisses, filantes, d'un jaune verdâtre, toujours assez abondantes, empesant le mouchoir et le tachant en jaune avec des bordures vertes. La sécrétion ressemble assez bien à celle de la blennorragie, quoique généralement moins verte.

Leur odeur est à ce moment simplement fade sans être réellement fétide. Elles se concrètent parfois sous la forme de croûtes jaunâtres qui ne séjournent jamais très longtemps dans les fosses nasales, étant délogées et expulsées par l'abondance même de l'exsudat pituitaire.

D'autres fois, et nous pouvons même dire
dans les cas graves et en pleine période
d'activité, l'apparence de l'exsudat est tout
autre. On observe alors des amas de mucus
agglutinés formant de véritables bouchons
ayant l'aspect d'un cornet enroulé sur lui-
même, de couleur verdâtre, foncé à sa surface; il est plus mou et jaune grisâtre dans
sa portion concave, c'est-à-dire au niveau
de la face adhérente à la muqueuse. Son
volume est très variable suivant les périodes
de la maladie; suivant qu'il a séjourné plus
ou moins longtemps dans les fosses nasales,
il peut atteindre plusieurs centimètres de
longueur et une épaisseur de 1 demi à 2 centimètres. Irrégulier et frangé sur ses bords,
il représente assez exactement le moule
des régions auxquelles il adhérait. A demi
cylindrique lorsqu'il sort du tiers antérieur
du nez, il est ordinairement arrondi lorsqu'il s'est détaché de la partie postérieure.
De consistance dure, croûteuse sur sa face
libre, ce bouchon muqueux est formé de

lamelles concentriques disposées comme
des pelures d'oignons, qui disparaissent peu
à peu à mesure que l'on se rapproche de la
face adhérente à la muqueuse. Souvent
strié de sang au moment où on le détache,
il répand toujours une odeur fétide, nauséabonde, toujours caractéristique. C'est généralement au prix de violents efforts que les
malades arrivent à moucher les amas de
mucus coagulés qui mettent plusieurs jours
à se former et à atteindre les dimensions
que nous venons d'indiquer. Dans l'intervalle, les ozéneux rejettent à peine en se
mouchant quelques fragments de croûtes,
ce qui leur donne l'illusion de débarrasser
leurs fosses nasales, et ce n'est qu'au bout
de quelques jours qu'ils sentent le besoin
d'expulser l'obstacle, qui grandit ainsi gra-
duellement et arrive peu à peu à rétrécir
leurs cavités du nez.

Un fait important à remarquer est la disparition de l'odeur répandue par le punais
aussitôt qu'il a expulsé ces sortes de bou-

chons fétides dont il finit par reconnaître l'existence et dont il cherche souvent de lui-même à se débarrasser, soit en aspirant de l'eau froide le matin en faisant sa toilette, soit en faisant de violents efforts pour se moucher. Nous avons déjà dit que dans quelques cas l'odeur fétide ne disparaissait pas après l'expulsion des mucosités apparentes contenues dans les fosses nasales. Nous verrons un peu plus loin de quelle façon peut s'expliquer la persistance de l'ozène dans ces cas.

Quelques auteurs (Bresgen en particulier) signalent encore l'existence d'épistaxis qui surviennent surtout après l'expulsion brusque des bouchons muqueux contenus dans le nez des ozénateux. Ces écoulements sanguins sont généralement très peu abondants, et souvent même tout à fait insignifiants ; les véritables hémorragies nous ont paru être relativement très rares dans ces cas.

Examen rhinoscopique. — L'examen des fosses nasales avec le spéculum, donne des résultats absolument variables, suivant la période de la maladie où l'on inspecte ces cavités.

Nous prendrons d'abord un cas type, c'est-à-dire le coryza atrophique à la période d'activité. Nous ne reviendrons pas sur la forme extérieure du nez dont nous avons déjà parlé.

A l'intérieur, ce qui frappe tout d'abord, c'est l'élargissement considérable des fosses nasales, qui forment un vaste cloaque dans lequel sont accumulées des croûtes plus ou moins abondantes et toujours assez adhérentes à la muqueuse sous-jacente. Ainsi que nous l'avons déjà dit, ces croûtes sont disposées sous la forme de lamelles superposées les unes aux autres, la plus profonde moins dure que celle de la surface, se moulant sur la portion du nez où elle s'est développée. Leur coloration extérieure est assez variable suivant les malades, tantôt pâles et grisâtres, et dans ces cas généralement peu épaisses, elles sont le plus souvent noirâtres

on vert foncé, avec des parties blanc grisâtres sur les points en partie détachés.
Ces dernières sont les plus épaisses et les
plus odorantes ; car j'ai déjà remarqué depuis
longtemps, et j'ai souvent fait observer
à mes élèves que plus les croûtes sont
foncées, plus la rhinite est fétide, et réciproquement à des sécrétions pâles et peu
opaques correspond une fétidité très amoin-
drie. Ces croûtes occupent généralement
la partie supérieure et antérieure et surtout
la partie postéro-supérieure ; c'est-à-dire
qu'elles tapissent habituellement toute la portion inférieure du cornet moyen et pendent
en stalactites irrégulières dans la cavité
nasale élargie. Dans quelques cas, le plancher lui-même du nez et les méats inférieurs
sont remplis de masses putréfiées formant
de véritables coagula informes et fétides
ayant beaucoup de peine à passer par l'orifice des narines pour être expulsés au dehors.
D'autres fois, au contraire, les sécrétions
desséchées ne recouvrent que la partie supé-

rieure des cornets moyens, ou le naso-pharynx
au niveau de la voûte basilaire, ainsi qu'il
est généralement facile de le constater par
l'examen rhinoscopique antérieur. En effet,
les fosses nasales sont tellement vastes que
l'on peut en inspecter facilement toute la
profondeur par les orifices extérieurs. Les
cornets inférieurs sont tellement atrophiés,
que, placés sur la paroi externe du nez, ils
ressemblent à deux petites bandelettes de
muqueuse, réunissant en une seule cavité
les méats inférieurs et moyens. Les cornets
moyens participent également à ce travail
d'atrophie, et leur volume est si minime
qu'ils semblent être écartés de la paroi externe
du nez sur laquelle on voit très nettement
se dessiner les différentes saillies ou arêtes
dont elle est agrémentée. C'est ainsi qu'au-
dessus du cornet inférieur et en avant, on
aperçoit très bien, dans ces cas, la courbe
formée par la crête de l'apophyse unciforme,
crête qui limite l'infundibulum en bas,
et en dehors de laquelle se trouve l'orifice

du sinus maxillaire. Au-dessus de cette
apophyse, un œil un peu exercé aperçoit une
saillie globuleuse, lisse et unie, qui est le
promontoire ethmoïdal. On a donc sous les
yeux les orifices des sinus maxillaires d'abord
et celui des cellules ethmoïdales antérieures,
voire même dans quelques cas du canal
naso-frontal.

Dans le fond de la cavité ainsi élargie,
non seulement on découvre une partie du
corps du sphénoïde, mais encore il peut être
possible de voir les ouvertures des sinus
sphénoïdaux, les contours des orifices choa-
naux (orifices postérieurs des fosses nasales),
et sur les côtés et en dehors l'ouverture
pharyngée des trompes d'Eustache. La lèvre
postérieure saillante limite très nettement
les orifices tubaires en arrière, et les mouvements de déglutition faits par le malade,
pendant l'examen rhinoscopique, décèlent
encore mieux ces parties de la muqueuse
naso-pharyngienne. Les mouvements du
voile du palais lui-même sont faciles à voir

par sa face supérieure, et l'on peut suivre directement avec l'œil les divers mouvements des muscles de cette région pendant la phonation ou la déglutition.

La cloison elle-même semble amincie et comme diminuée d'épaisseur; mais d'après les recherches d'Hopmann, elle ne serait pas plus courte dans le sens antéro-postérieur. Seule la cavité naso-pharyngienne serait plus spacieuse; il est du reste facile de vérifier ce fait par l'examen rhinoscopique postérieur. Ces différentes modifications pathologiques du squelette du nez ne sont bien entendu visible que lorsque les sécrétions accumulées dans ces cavités ont été enlevées.

Lorsque la pituitaire a perdu cet aspect samieux qui suit immédiatement l'expulsion des croûtes qui la tapissaient, elle apparaît amincie, comme rétractée et collée sur les os qu'elle revêt très exactement. Toute trace de tissu érectile a disparu sur les cornets inférieurs en particulier, et bien qu'il n'existe *aucune ulcération* et pas même d'érosion appréciable, la muqueuse est inégale, grenue à sa surface, assez facilement rouge et saignant au moindre attouchement avec le stylet garni de ouate.

Très souvent, après un nettoyage complet, on voit, très peu de temps après, suinter à la surface de la pituitaire comme de petites gouttelettes de pus grisâtre, comme le fait la sueur à la surface de la peau, et il n'est pas difficile de comprendre qu'isolés d'abord, ces points ne tardent pas à se réunir en une nappe continue qui, au bout de quelques heures, recouvre une surface assez étendue de la muqueuse. M. Moldenhauer a eu, lui aussi, l'occasion de constater ce fait, qu'il est du reste bien aisé de vérifier sur les ozéneux en période d'activité.

Nous avons déjà parlé de la perte plus ou moins complète de l'odorat, qui accompagne la rhinite atrophique fétide ; signalons en passant la diminution très notable de la sensibilité tactile de cette région.

L'examen rhinoscopique postérieur révèle très souvent l'existence de croûtes accumulées et desséchées sur la partie basilaire en arrière de l'insertion postérieure du vomer, il révèle aussi l'atrophie de la muqueuse qui tapisse le naso-pharynx.

Formes cliniques de l'ozène. — Telles sont les altérations que l'on observe dans l'ozène confirmé, dans la maladie que l'on peut appeler type, mais ces différentes modifications de la charpente du nez et de la membrane de Schneider ne sont pas indispensables pour que la rhinite fétide existe. On peut, en effet, considérer à côté de la forme que nous venons de décrire toute une série d'intermédiaires dont nous allons essayer de décrire les principaux aspects cliniques.

Tantôt, en effet, la lésion se confine à une fosse nasale qui présente les altérations caractéristiques que nous venons de décrire, tandis que la fosse opposée, sans être absolument normale, est simplement recouverte d'une sécrétion muco-purulente, présentant une muqueuse plutôt rouge et tuméfiée que ridée, granuleuse et atrophiée.

D'autres fois, les deux cavités paraissent être à peu près saines dans leurs deux tiers antérieurs, tandis que dans le tiers postérieur et dans le naso-pharynx, on retrouve les signes habituels et classiques de la rhinite fétide. Dans ces cas, l'examen rhinoscopique antérieur n'explique nullement la fétidité que perçoit l'observateur pendant l'examen, et c'est seulement après cocaïnisation de la pituitaire et après la rétraction qui en résulte, que l'on peut apercevoir au niveau du corps du sphénoïde les croûtes noirâtres, causes de la punaisie.

Enfin, chez une autre série de malades, la muqueuse nasale et naso-pharyngienne semble plutôt tuméfiée et rouge qu'atrophiée et pâle. Les cornets ont conservé leur aspect normal; seuls le naso-pharynx et la paroi buccale du pharynx sont secs et recouverts de sécrétions desséchées. Dans les cavités nasales, la sécrétion n'a pas l'aspect croûteux ordinaire, elle est plutôt simplement épaisse, visqueuse, de couleur jaune verdâtre, empesant le mouchoir dans lequel on la mouche. Suivant la position de la tête, elle s'écoule partie en avant par les narines antérieures, et partie en arrière par le naso-pharynx, sur lequel elle séjourne et se décompose. Cette sécrétion est également fétide, répandant, quoique à un degré peut-être moindre cependant, l'odeur ozénateuse. Nous verrons plus tard que ce type clinique rentre dans un cadre particulier et correspond à des lésions des cavités annexées aux fosses nasales proprement dites.

M. Tissier pense que cette forme spéciale de l'ozène coïnciderait fréquemment avec les végétations adénoïdes du naso-pharynx. Nous avouons cependant que ces végétations nous ont paru être très rares, sinon tout à fait exceptionnelles, dans la rhinite atrophique fétide vraie, dans ce que M. Martin appelait avec raison l'ozène vrai. Dans ces cas, la muqueuse du naso-pharynx est plutôt lisse, unie, atrophiée, même dans les cas où la pituitaire semble avoir conservé son aspect habituel.

Nous verrons plus tard, en exposant la marche de l'affection que cette forme pseudo-hypertrophique n'est souvent que le premier stade du coryza atrophique ordinaire.

Nous devons ajouter cependant qu'il est des cas où l'on retrouve les signes objectifs du coryza atrophique sans ozène. Le fait s'observe surtout à la période terminale de l'affection, alors que les glandes à peu près disparues sécrètent peu ou pas de mucus. La formation de simples pellicules ne se décomposant pas explique cette forme particulière de coryza sec.

Nous ne reviendrons pas sur les symptômes fonctionnels qui varient avec les différentes formes cliniques de la maladie et suivent pas à pas chacune de ses transformations.

Complications. — Ainsi qu'il est facile de le supposer, les diverses altérations de la membrane de Schneider que nous venons d'exposer ne se cantonnent pas toujours exactement à cette portion des voies aériennes, et très souvent on voit les lésions envahir les muqueuses voisines, ou même occasionner des troubles à distance.

Je ne parle point ici des troubles de la gustation qui peuvent résulter de la perte de l'odorat, ou des céphalées qui préoccupent les malades: les cauchemars, la tristesse, l'hypochondrie même, rentrent le plus souvent au nombre des symptômes classiques et non des complications. Parmi ces dernières, les plus fréquentes sont celles qui atteignent les organes directement en rapport avec les fosses nasales. A ce titre, le canal nasal est assez exposé et souvent atteint dans les rhinites fétides antérieures. Gagnant par ce conduit le sac lacrymal, puis la conjonctive, on voit alors se produire d'abord un simple larmoiement, puis c'est de la blépharite, de la

conjonctivite chronique, de la kératite même
ou des altérations plus profondes de l'œil.
Le larmoiement consécutif, ou accompagnant
le coryza atrophique, est ordinairement très
tenace et rebelle aux traitements habituels.

Par contre, quelques ophtalmologistes pen-
sent que les troublent oculaires sont rares
dans l'ozène, et MM. Chibret et Berger (cités
par M. Tissier) auraient même affirmé que
l'existence de l'affection nasale n'exerçait
aucune influence sur la guérison des lésions
de l'œil. Nous pensons que, pour établir avec
plus de certitude la véracité de cette asser-
tion, il eût fallu noter la nature du coryza
et surtout le siège de l'altération pituitaire.
Il est certain, en effet, qu'une lésion postérieure ou moyenne, située en arrière de l'orifice du canal nasal, aura peu ou pas d'influence
sur l'organe de la vue.

Or, je ne sache pas que pareilles recherches aient jamais été faites par les auteurs
qui ont souvent examiné l'œil avec attention et les fosses nasales plus en surface,

se bornant à diagnostiquer l'ozène sans chercher à noter l'étendue et le siège des lésions.

Au contraire, les complications tubo-auriculaires paraissent être plus fréquentes et surtout mieux connues par ce fait bien simple que les rhinologistes sont en général en même temps des auristes et réciproquement.

M. Daumier[1] rappelle dans son travail inaugural que tandis que Zaufal a trouvé des complications du côté des oreilles 70 fois sur 100, Michel n'en a constaté qu'une sur 85 malades. Moldenhauer considère, de son côté, la surdité et les bourdonnements comme assez fréquents dans l'ozène, et M. Tissier pose même à ce sujet les conclusions suivantes : « Dans le jeune âge, on trouve rarement des troubles dont se plaignent spontanément les malades; sauf lorsqu'il s'agit d'otite suppurée. Mais un examen attentif montre souvent une diminution,

1. *De la rhinite atrophique et de l'ozène.* (Thèse, Paris, 1889.)

ordinairement unilatérale, de l'acuité auditive. Nous n'avons vu, ajoute-t-il, que deux fois l'otite suppurée chronique chez nos malades. A un âge plus avancé, les ozéneux se plaignent plus fréquemment de troubles auditifs (surdité, bourdonnements), et on rencontre alors, soit de la sclérose avec ou sans sténose tubaire, soit des lésions consécutives à une ancienne otite suppurée. »

M. Wyss[1], qui a surtout étudié les complications auriculaires de l'ozène, pense que la trompe ou la muqueuse de la caisse sont assez souvent atteintes dans cette affection, et que si pareilles complications ont longtemps été considérées comme rares, c'est que l'attention des rhinologistes n'avait pas été suffisamment attirée de ce côté.

Il n'est pas douteux, en effet, que, pour ma part, je considère actuellement comme beaucoup moins exceptionnelles qu'autrefois les lésions auriculaires dans le cours de l'o-

1. Étude clinique des complications auriculaires de l'ozène. Genève, 1886.

zène. Ces complications occupent soit l'orifice
pharyngien de la trompe et la portion cartilagineuse de ce conduit, soit le plus souvent
la muqueuse de la caisse. Les catarrhes
chroniques à forme subaiguë, ou même
sèche, sont de beaucoup les plus fréquents
dans ces cas, tandis que l'otorrhée est relativement rare. Il est facile de comprendre
combien, suivant la forme clinique du processus atrophique, l'oreille court plus ou
moins le risque d'être atteinte.

La muqueuse qui tapisse le pharynx buccal, le larynx et la trachée est, de l'avis de
tous les auteurs, la plus souvent atteinte
dans la rhinite ozénateuse confirmée.

Dans tous les cas où l'atrophie est arrivée
à ce degré extrême, auquel nous avons fait
allusion plus haut, la lésion a, je ne crains
pas de dire *toujours*, envahi le pharynx buccal et très souvent le conduit laryngo-trachéal. Les parties malades apparaissent
dans le pharynx nasal, jusqu'au-dessous du
voile palatin, recouvertes de ces masses

croûteuses, verdâtres, au-dessous desquelles
la muqueuse est comme ridée, amincie, glis-
sant difficilement sur la paroi fibreuse, pré-
vertébrale, et, ainsi que j'ai déjà eu l'occasion
de l'écrire[1], il existe dans ces cas, non seulement une atrophie des glandes de la muqueuse, comme l'ont noté Wendt et Bosworth, mais encore une atrophie de la couche
musculaire sous-jacente, qui se contracte
alors avec difficulté, ce qui occasionne quelquefois une véritable gêne pour la déglutition
des liquides et surtout de la salive (déglutition
à vide). Très souvent, chez ces malades, le
pharynx apparaît énorme et, comme l'a fort
bien dit M. Solis Cohen, il semble être plus
grand qu'à l'état normal. La lésion est surtout marquée sur le pharynx supérieur, la
muqueuse inférieure située près de l'ouverture supérieure de l'œsophage est par contre
plus rarement atteinte. Il est habituel de
voir aussi le voile du palais aminci, comme

1. *Leçons sur les maladies du larynx*, p. 134. Paris, 1890.

atrophié, mais généralement la lésion n'occupe que la face nasale du vélum, laissant intacte sa portion buccale. La luette est presque toujours mince, un peu allongée, s'accolant facilement à la paroi postérieure du pharynx.

Ces diverses altérations de la muqueuse ne sont, bien entendu, visibles qu'une fois qu'elle a été débarrassée des sécrétions qui la recouvraient.

Du côté du larynx et de la trachée, les symptômes atrophiques sont moins marqués que dans les cavités nasales, mais les sécrétions surtout sont profondément altérées dans leur constitution. Dans les cas légers, elles s'écoulent pendant la nuit, dans le vestibule du larynx et occasionnent le matin au réveil une certaine gêne, suivie d'efforts de toux à la suite desquels le malade expulse quelques mucosités visqueuses très difficiles à détacher, croûteuses même dans les formes plus prononcées. Ces croûtes se déposent bien souvent non seulement sur le bord des cordes vocales, mais aussi au-dessous de ces dernières, et même dans la trachée, constituant alors l'affection désignée sous le nom d'ozène laryngo-trachéal (Baginski, Luc, etc.). Depuis déjà plusieurs années, j'ai fait observer que cette altération était toujours la conséquence de la rhinite atrophique avec sécrétion croûteuse, et je ne me rappelle point avoir jamais rencontré cette complication sans constater dans le conduit nasal ou rétro-nasal les lésions caractéristiques que nous étudions ici.

Les sécrétions observées dans ces parties des voies aériennes ne résultent pas seulement d'un écoulement du nez tombant pendant la nuit, du naso-pharynx, dans le larynx et de là dans la trachée. La plupart d'entre elles se forment au contraire, sur place, et il n'est pas douteux qu'il s'agisse dans ces cas d'une propagation de l'affection nasale à la muqueuse laryngo-trachéale. Il est inutile d'ajouter que, dans ces formes compliquées, la voix est grave, couverte et enrouée, surtout le matin au réveil. Très souvent, on rencontre même de l'aphonie intermittente, qui cesse en général une fois que le malade a débarrassé son larynx des concrétions épaisses qui l'encombraient.

Lorsque ces dernières sont très abondantes et desséchées, on peut voir survenir des accès de dyspnée en l'imposant pour des lésions plus sérieuses. Ces faits-là ne sont point très rares et l'évolution de la maladie ferait souvent croire à l'existence de lésions gommeuses de la trachée, si l'examen direct ne venait lever les doutes que l'on pourrait avoir à ce sujet. Cette supposition serait d'autant plus vraisemblable que dans certains cas, à la suite d'efforts de toux, quelques malades expulsent des sécrétions striées de sang, conséquence de la déchirure d'un petit vaisseau produite par l'arrachement violent des sécrétions desséchées et accolées à la muqueuse des voies aériennes.

A l'examen direct de l'organe vocal avec

le laryngoscope, on aperçoit d'abord l'épi-
glotte, recouverte de mucus épais ou simplement un peu rouge, souvent même cet oper-
cule est absolument sain. Sur les bandes
ventriculaires les cordes vocales, les ventri-
cules de Morgagni et sur la muqueuse tra-
chéale elle-même, on aperçoit des sécrétions
grisâtres, ou le plus souvent jaune verdâtres,
disposées sous la forme d'îlots ou de lamelles, allant très souvent d'une corde vocale à l'autre, jetées comme un pont au
niveau de l'orifice glottique antérieur habituellement. Si avec un pinceau ou le porte-
ouate garni, on débarrasse le larynx des sécrétions qu'il contient, la muqueuse vocale
apparaît rouge, irrégulière, souvent même
comme chagrinée à sa surface. La région in-
téraryténoïdienne est boursouflée, d'aspect
papillaire, avec masses coniformes sail-
lantes entre les cordes vocales, c'est l'état
dit pachydermique par les Allemands. Il
n'est même pas rare d'observer aussi de
véritables parésies musculaires occupant

soit les thyro-aryténoïdiens, soit les ary-aryténoïdiens [1].

Telles sont les complications laryngo-trachéales du coryza atrophique confirmé.

Chez d'autres malades, le conduit aérien supérieur est épargné et l'affection s'étendant par le pharynx atteint l'œsophage et même l'estomac.

Moldenhauer pense avec raison que la déglutition fréquente des sécrétions nasales peut devenir la cause de catarrhes gastriques ; ce fait n'est-il pas commun, du reste, dans les suppurations des cavités accessoires du nez. M. Tissier est également de cette opinion, et, après avoir dit que M. Daumier notait également la coïncidence fréquente de la dyspepsie flatulente avec l'ozène, il écrit : « Il ne suffit pas d'établir la coexistence fréquente de ces deux lésions pour avoir le droit d'affirmer entre elles une relation de cause à effet. Les ozénateux sont

1. Voir, à ce sujet, le volume publié par M. Luc dans cette collection sur les paralysies laryngées.

souvent des adolescents, des jeunes filles à
l'époque de la puberté; ce sont très souvent
des malades hypochondriaques et neurasthé-
niques, états qu'expliqueraient également
les troubles gastriques observés. » Aussi,
M. Tissier ajoute-t-il : « Nous avons tenu à
nous renseigner et avons examiné à ce point
de vue trois sujets : deux jeunes filles et un
jeune homme. Au point de vue subjectif, les
symptômes gastriques accusés par les malades sont ceux de la dyspepsie flatulente.
Irrégularité de l'appétit, digestion non dou-
loureuse, mais lente, avec développement de
gaz nidoreux (tympanisme, renvois), congestion céphalique, soif entre les repas, selles
rares avec débâcle diarrhéique, d'odeur infecte, etc. Le lavage de l'estomac, pratiqué
à jeun avec de l'eau bouillie, nous permit
chez nos trois malades de retirer des mucosités surtout abondantes chez une des deux
jeunes filles, à sécrétions nasales profuses. Il
ne s'agissait pas des mucosités habituelles
que l'on trouve dans l'estomac à jeun, ainsi

que nous avons pu nous en assurer par
l'odeur et l'analyse microscopique. Le traitement de l'ozène améliora très vite les
troubles dyspeptiques. »

Ces faits n'ont, du reste, rien qui doive
nous surprendre, mais ils expliquent en partie l'état chétif et anémique des ozénateux.

Il est peut-être d'autres maladies générales de nature infectieuses, dont le coryza
atrophique favorise le développement. Ma
pratique personnelle m'autorise à penser que
la tuberculose est assez fréquente chez ces
sortes de malades. Faut-il attribuer ce fait
à ce que l'entrée de l'air et des microbes
qu'il contient se fait mieux et plus facilement
par les fosses nasales considérablement élar-
gies ? Faut-il, au contraire, admettre que
l'absence de sécrétion empêche, d'une part,
le nez de remplir sa fonction de tamis, ou
bien supposer que l'absence du mucus micro-
bicide permet à ces malades de mieux culti-
ver le bacille et de s'infecter de la sorte avec
plus de facilité.

Chacune de ces hypothèses nous semble plausible; c'est peut-être dans l'ensemble que réside la vérité; mais ce qui est vrai, c'est le fait lui-même que souvent j'ai pu faire constater aux élèves qui suivent ma clinique de la Faculté.

M. Daumier a cité un cas d'érysipèle à répétition observé chez une fille qui guérit une fois le traitement de l'ozène institué; c'est là une véritable exception clinique.

Les suppurations des sinus avaient été jusqu'à ces dernières années considérées comme assez rares dans l'ozène. Nous verrons un peu plus loin, en traitant de la pathogénie de l'affection, combien les opinions des auteurs se sont modifiées depuis que la connaissance plus précise des affections nasales a permis de mieux préciser le siège des lésions.

Anatomie pathologique. — Le nombre d'autopsies d'ozénateux est encore très restreint, et partant, jusqu'à ces dernières années, nos connaissances anatomo-pathologiques de cette maladie étaient assez peu avancées. Un fait absolument certain, entrevu par notre ancien compatriote le Dr Cazenave, et même par Trousseau, est l'absence certaine d'ulcération de la muqueuse dans l'ozène, qui, nous l'avons déjà dit, *n'est jamais un coryza ulcéreux*. La pituitaire a toujours été trouvée atrophiée à un degré variable, souvent même jusque dans les cavités accessoires; cette altération porte sur les points le plus fréquemment et le plus anciennement malades, les cornets inférieurs en particulier. Nous savons que dans ces cas les os sont très diminués comme dimensions, et souvent réduits à une mince lamelle. L'ethmoïde lui-même a été trouvé ratatiné, diminué de volume par Zuckerckandl, dont les autopsies ont souvent servi de types aux descriptions anatomo-pathologiques de cette affection.

Les lésions histologiques ont été étudiées

par B. Fränkel, Krause, Gottstein, et particulièrement par Habermann, Volkmann, Schuchart et Chatellier; plusieurs de ces recherches ont été faites sur des fragments de muqueuse enlevés sur le vivant. Nous nous bornerons à résumer ici les opinions de ces auteurs, désireux de n'accorder dans cette étude qu'une part très restreinte aux discussions théoriques.

Ce qui a frappé la plupart des histologistes, c'est la transformation très nette de l'épithélium qui de cylindrique, devient pavimenteux et stratifié; son épaisseur est non seulement beaucoup plus considérable qu'à l'état normal, mais il existe à sa surface une couche composée de cellules aplaties, presque cornée, qui forme le substratum des croûtes recouvrant la muqueuse pendant la période active de la maladie. A ce propos, Volkmann, dont l'opinion a été rééditée plusieurs fois récemment, rappelait les études de Zeller sur la transformation de l'épithélium cylindrique de la muqueuse utérine en

épithélium pavimenteux et sur la production
de la fétidité de l'écoulement, se demanda
si la mauvaise odeur de l'ozène ne pourrait
pas découler de cette transformation. Nous
verrons dans un moment ce qu'il faut penser
de cette hypothèse.

Les *glandes* sont également très altérées,
disparues par places; elles subissent dans
d'autres points la dégénérescence graisseuse
(Krause, Habermann).

Dans les points les plus malades, la couche
sous-épithéliale est infiltrée de cellules em-
bryonnaires, et puis dans les couches plus
profondes, ces dernières deviennent de plus
en plus rares, étant remplacées par un tissu
conjonctif allongé, subissant même la transformation fibreuse en certains points.

Les vaisseaux ont en général été trouvés
diminués de calibre et comme rétrécis; souvent même le tissu caverneux avait complètement disparu, les vaisseaux superficiels
ont toujours été trouvés moins nombreux
qu'à l'état normal. Il n'est pas jusqu'au tissu

osseux qui, normal dans quelques cas (Chatellier), a, d'autres fois (Krause, Habermann,
Zuckerkandl), été trouvé atrophié, résorbé
par places, avec tendance à la formation de
nombreuses lacunes de Hoswhip. Nous
avons déjà dit que très souvent les lésions
du nez gagnaient le naso-pharynx et de là le
pharynx lui-même; aussi ne faut-il pas s'é-
tonner que Krause ait constaté la disparition
des follicules lymphatiques des glandes et
l'atrophie fibreuse de cette muqueuse.

D'après M. Strazza, qui a repris récemment
l'étude histologique de l'ozène, voici dans
quel ordre procéderaient les lésions :

« Il y a, dit-il, *un état d'infiltration simple*
qui ne diffère pas de celui rencontré dans
les autres rhinites ordinaires et qui peut
être représenté par une véritable hypertrophie de la muqueuse, et *un état atrophique*
dans lequel on peut distinguer deux phases,
la phase initiale avec conservation des
glandes et la phase avancée avec disparition
complète du système glandulaire. »

« L'état atrophique, avec ses deux phases caractérisant cliniquement l'ozène, demande une étude plus minutieuse des altérations anatomo-pathologiques qui en forment la base.

« Dans la phase atrophique initiale, le revêtement épithélial conserve encore la forme cylindrique dans ses couches profondes, il n'y a que les couches superficielles qui prennent la forme polyédrique et donnent le caractère épidermoïde.

« La surface est légèrement ondulée, mais peu à peu le processus de rétraction devient plus net, les couches épithéliales, outre qu'elles augmentent d'épaisseur, s'infiltrent dans le derme muqueux, donnant à la surface de la muqueuse un aspect papillaire accusé.

« Dans le derme muqueux, il y a infiltration cellulaire profonde autour du groupement glandulaire, pénétrant entre les acini.

« Dans cette phase commence à apparaître le tissu cicatriciel, spécialement dans les parties sous-épithéliales, tissu cicatriciel qui tendra plus tard à envahir tous les territoires surtout celui où sont logées les glandes.

« Le système lacunaire est également très peu développé.

« Comme Krause l'a déjà remarqué, on trouve dans l'ozène un véritable processus d'endo-artérite oblitérante. J'ai constaté dans les préparations une forte infiltration cellulaire, notamment des gros vaisseaux, dans la membrane musculaire et dans l'adventice ayant pour résultat une réduction importante et parfois l'oblitération complète de la lumière.

« Sans attacher une importance capitale à cette affection du système vasculaire au point de vue de la genèse de l'atrophie, il est certain que la nutrition de la muqueuse doit en souffrir et que ces altérations trophiques contribuent à déterminer la dégénérescence cicatricielle.

« Les glandes sont encore nombreuses,

mais présentent déjà en plusieurs points des signes de dégénérescence.

« *Dans la phase atrophique avancée*, l'épithélium a pris un véritable caractère épidermoïde, spécialement dans les couches superficielles, qui se distinguent par la forme pavimenteuse des éléments privés de noyau et leur faible coloration par le picro-carmin. Elles n'adhèrent pas intimement aux autres couches, sont parfois soulevées et détachées et constituent une masse épithéliale s'exfoliant. Cette exfoliation continue explique la rapidité de la formation croûteuse dans l'ozène, l'adhérence des croûtes et leur forme s'adaptant parfois exactement aux anfractuosités nasales.

« Les vaisseaux sont très rares, et rares aussi les espaces lacunaires dont la lumière est réduite.

« Aucune trace des glandes. La muqueuse est représentée par un tissu cicatriciel dont les fibres serrées suivent en partie la direction de la surface épithéliale, et sont en partie disposées concentriquement autour des résidus des lacunes des vaisseaux et des glandes. »

Cette évolution me paraît être assez conforme à la marche clinique de l'affection. Le premier stade correspondrait en effet à la période dite d'hypertrophie décrite depuis longtemps par Fränkel, Gottstein et admise par moi-même depuis déjà bien des années. Il faut seulement observer que l'on a sous les yeux un gonflement hypertrophique plutôt qu'une véritable hypertrophie, la nuance est importante à établir au point de vue clinique (voir chapitre II, Coryza hypertrophique). Tous ceux qui ont suivi des ozénateux pendant plusieurs années ont pu voir en effet évoluer sous leurs yeux ces deux périodes bien distinctes de la maladie, période que nous avons déjà étudiées à propos de la symptomatologie, et sur lesquelles nous croyons inutile de revenir ici.

Avec M. Ruault, je considère que ce stade de gonflement hypertrophique n'est pas absolument nécessaire et que, dans quelques cas, l'atrophie semble s'établir d'emblée et se généraliser aux deux cavités nasales. Il est vrai que l'on pourrait supposer aussi que la première période a évolué très rapidement, passant en quelque sorte inaperçue, soit par négligence des parents, soit à cause du jeune âge des sujets atteints.

Cavités accessoires du nez, sinus. — Jusqu'à présent, nous n'avons pas parlé des lésions des cavités accessoires dans l'ozène, car nous tenions à leur consacrer un paragraphe tout entier.

Je ne citerai que pour mémoire l'opinion de Vieussens, Reiniger, Blandin et Velpeau, qui attribuaient à la suppuration des sinus l'odeur fétide de la rhinite atrophique. C'était à cette époque une simple hypothèse que rien ne justifiait.

Ce fut Michel qui le premier, depuis la période rhinoscopique, reprit l'opinion de ces auteurs et attribua l'ozène à la suppuration des cavités accessoires; car cet auteur ne pouvait, dit-il, expliquer autrement la grande quantité de sécrétion produite par une muqueuse dégénérée et en partie atrophiée. La théorie de Michel, battue en brèche par les nécropsies de Zuckerkandl et de Hartmann (1), a trouvé récemment de nouveaux adhérents, dont quelques-uns très fervents. On sait, en effet, que, durant ces dernières années, l'étude des sinusites a pris une importance capitale en pathologie nasale. Il n'est plus de cavité accessoire qui échappe aux regards ou tout au moins à la sonde des observateurs, dont l'attention est attirée de ce côté. On cathétérise la plupart des sinus de la face, on les lave pour voir ce qu'ils contiennent, ce qui permet de reconnaître sur le vivant toute une série de lésions que l'on ne trouvait autrefois que sur la table d'autopsie, lorsqu'on songeait à examiner ces portions de la face. La rhinite atrophique fétide pouvait d'autant moins échapper à ces

1. *Deutsch. med. Woch*, 1878, n° 13.

recherches directes que l'affection rend
l'accès des cavités accessoires beaucoup plus
facile qu'à l'état normal. Nous avons déjà
insisté sur la possibilité de voir l'infundibulum, l'orifice des cellules ethmoïdales
antérieures et même des sinus frontaux ou
sphénoïdaux, c'est dire que leur cathétérisme
se trouve de ce fait singulièrent facilité.

C'est ainsi que bien des auteurs ont successivement trouvé l'une ou l'autre et souvent
même plusieurs cavités accessoires remplies
de sécrétion purulente fétide. Grünwald et
Bresgen en particulier ont rapporté des cas
d'ozènes vrais, guéris ou tout au moins très
améliorés par le traitement de l'une ou de
plusieurs cavités accessoires.

J'ai signalé moi-même, il y a déjà plusieurs années, l'existence de formations croûteuses siégant dans le sinus sphénoïdal et
expliquant la persistance de l'odeur après
le nettoyage complet, en apparence du moins,
des cavités nasales. Il n'en fallait pas davantage pour tomber dans l'excès opposé à celui

d'autrefois et admettre que l'ozène était toujours la conséquence d'une ou de plusieurs
sinusites. Après avoir refusé à la muqueuse
de ces cavités toute action sur le développement de la maladie, quelques auteurs les
considèrent aujourd'hui comme étant seules
responsables de tous les méfaits observés.
C'est ainsi que M. Grünwald affirme avoir
guéri de véritables ozènes en traitant le sinus
maxillaire, frontal ou sphénoïdal. Max
Bresgen encore, dans un travail récent,
n'hésite pas à déclarer que c'est dans les
cavités accessoires qu'il faut chercher la lésion vraie et rebelle de cette maladie.

Dans son récent mémoire sur la question,
M. Tissier, rapportant une opinion nouvelle,
écrit :

« Pour nous, ce n'est pas dans une lésion
siégeant en un point quelconque des fosses
nasales, ou des cavités annexes, qu'il faut
chercher l'origine de l'ozène. Nous avons
établi ailleurs que le nez était la réunion de
deux systèmes, et nous avons démontré l'in-

dépendance de ce que nous avons nommé le système ethmoïdal. La nécessité de la conception nouvelle de ce système, qui comprend et les cellules ethmoïdales et para-ethmoïdales, et les cornets moyen et supérieur, et les sinus maxillaire, frontal et sphénoïdal, ne se justifie pas seulement par des considérations embryologiques et anatomiques. L'individualisation du système ethmoïdal est encore plus frappante lorsqu'on se place au point de vue pathologique. Nous en retrouverons d'autres exemples, mais celui de l'ozène est un des plus frappants. »

« Il faut, pour s'en convaincre, examiner surtout des cas d'ozène au début ou à la période d'état. A ce moment, on trouvera toujours, si l'on sait chercher, une lésion plus ou moins limitée, intéressant en l'une de ses parties le système ethmoïdal.

« Les parties atteintes le plus fréquemment sont les cellules ethmoïdales, ainsi que l'avaient vu Blandin et Velpeau. La lésion demande à être recherchée avec soin à l'aide du stylet; elle ne saute pas aux yeux. Lorsque la guérison survient, il n'en reste que peu de traces : on constate seulement de l'atrophie des cellules (Zuckerkandl).

« Pareil processus peut se retrouver au niveau du sinus sphénoïdal (Hartmann) qui, après les cellules ethmoïdales, est le plus souvent atteint.

« La lésion siège beaucoup plus rarement déjà au niveau du cornet moyen et du sinus maxillaire; elle atteint exceptionnellement le sinus frontal. Dans un certain nombre de cas, plusieurs parties du système ethmoïdal sont intéressées à la fois.

« Je sais bien que l'on objectera à cette théorie de nombreux arguments en apparence péremptoires. Examinons-les par avance : Zuckerkandl, dans ses nombreuses recherches autopsiales, n'a pas vu ce système ethmoïdal atteint d'une façon régulière, et il est conduit à considérer comme des lésions en général contingentes les différents états pathologiques qu'il a observés. Il est à remarquer que les matériaux de Zuckerkandl sont exclusivement anatomiques, c'est-à-dire portant surtout sur des lésions déjà anciennes, guéries, sur des cas de rhinite atrophique, reliquat de l'ozène. Les autopsies de Fränkel ont trait, trois à des cas de tuberculose ou de syphilis nasale avec ozène, et une à un fait d'ozène avec tuberculose du rétro-pharynx.

« Dans les autopsies de Habermann, concernant d'ailleurs deux faits fort complexes au point de vue pathologique, l'examen des cellules ethmoïdales a été à peu près complètement négligé.

« L'étude histologique de Schuchardt a été entreprise sur des fragments excisés sur le vivant.

« Et c'est avec un aussi petit nombre de documents, aussi incomplets, et surtout ne concernant guère que des cas d'ozène ancien, sinon déjà guéri, ou bien des faits d'ozène secondaire, que l'on prétend se baser pour affirmer l'absence de lésions.

« La seconde objection est tirée de la clinique. La plupart des rhinologistes ont constaté l'intégrité du nez et des sinus, et il semble
peut-être osé d'aller contre leur affirmation.
Mais ne voyons-nous pas tous les jours,
en clinique, des faits ayant passé inaperçus
jusqu'alors, et cependant faciles à constater
dès que l'attention a été attirée sur eux.

« Une première erreur consiste à croire qu'il
est relativement facile de se rendre compte
de l'état des fosses nasales, même après avoir
enlevé toutes les croûtes. La lésion est parfois très limitée et échappe complètement à
l'œil. C'est avec le stylet qu'il faut explorer
tous les points susceptibles d'être atteints, et
ce n'est souvent qu'après plusieurs séances
que l'on arrive à être fixé.

« D'ailleurs nous reconnaissons que cette
recherche est beaucoup plus facile lorsqu'on
a la bonne chance d'examiner les sujets au
début de la maladie, bien qu'à cette époque
l'exploration soit plus pénible en raison du
faible degré et de la limitation de l'atrophie

et aussi de la sensibilité plus grande de la muqueuse.

« Notre affirmation repose sur l'examen de plus de vingt cas d'ozène ; elle a donc au moins la valeur d'un fait, et cela d'autant plus que, sauf une seule fois nos recherches ont toutes été positives ; mais, nous le répétons, l'emploi du stylet doit être constant.

« Une seule fois, nous avons vu le sinus maxillaire atteint, et chez ce malade, la bulle sphénoïdale réséquée renfermait du pus ; cinq fois, le sinus sphénoïdal était lésé, deux fois seulement sans lésion concomitante des cellules ethmoïdales ; dans le reste des cas, il s'agissait de lésion de ces cellules plus fréquemment localisée au groupe postérieur, ce qui est en harmonie avec l'opinion des auteurs qui ont insisté sur le début de l'ozène par les parties postérieures et sur sa marche d'arrière en avant (Moure, Couetoux). Dans aucun de nos cas, nous n'avons vu le sinus frontal atteint. Guimard en a publié une observation. Une fois, la résection de l'extrémité antérieure du cornet moyen y montra des lésions d'ostéite purulente avec parties nécrosées. Comment se présentent ces lésions, en général, nous le répétons, très peu apparentes ou même absolument latentes? Voici comment nous procédons pour les rechercher :

« Après des lavages répétés et abondants, il est de règle que des croûtes persistent, que l'on enlève à l'aide du stylet et de la pince. C'est à ce niveau qu'il convient de rechercher. Les croûtes sont-elles particulièrement abondantes, se reforment-elles plus vite entre le cornet moyen et le cornet inférieur, on songera à une lésion, soit du sinus maxillaire (ponction exploratrice), soit de la bulbe ethmoïdale (ponction à l'aide du stylet), la paroi amincie n'offrant en général qu'une très faible résistance, soit de l'extrémité antérieure du cornet moyen, alors plus volumineuse.

« Si dans les mêmes conditions, les croûtes siègent au niveau de la voûte du nez et de la cloi-

son sans s'étaler vers le naso-pharynx, on
explorera à l'aide du stylet les masses latérales et antérieures de l'ethmoïde. Enfin oc-
cupent-elles le recessus sphéno-ethmoïdal et
recouvrent-elles la muqueuse naso-pharyngienne, on fera porter l'examen sur le sinus
sphénoïdal et sur les cellules ethmoïdales
postérieures.

« Avec le stylet, on arrive, en général, très
facilement, soit dans la cavité des sinus, soit
dans les cellules; parfois, il en résulte un
écoulement de pus fétide; plus souvent, le
stylet donne la sensation d'un os dénudé,
ramolli, carié. Cette exploration peu doulou-
reuse, n'entraînant qu'un écoulement sanguin insignifiant, n'entraîne aucune irritation consécutive lorsqu'on a soin d'employer
un stylet aseptique. A une phase avancée de
la maladie, la lésion génératrice peut être
guérie, et c'est alors que l'on trouve, comme
stigmates, l'atrophie des cellules ethmoïdales
(notée par Zuckerkandl), ou bien encore des
modifications des autres parties du système

ethmoïdal : sinus sphénoïdaux de très petites
dimensions (Krause).

« Nous venons de voir que la persistance des
croûtes, malgré les lavages, leur reproduc-
tion plus rapide en certains points des fosses
nasales, étaient une indication précieuse de
diriger vers ce point l'exploration. D'autres
fois, on se guidera sur d'autres signes : développement anormal de l'extrémité antérieure du cornet moyen, sensibilité à la pression de la partie orbitaire de la racine du nez,
présence de végétations adénoïdes, etc.

« Sur dix-sept cas d'ozène avec atrophie
assez prononcée de la muqueuse nasale,
M. Couetoux a trouvé neuf fois des végétations plus ou moins abondantes dans le rhino-
pharynx. Il a obtenu les meilleurs résultats
du raclage de ces végétations (J. Ricordet).

« Deux fois, Grünwald a vu la fétidité diminuer à la suite de l'ablation de végétations
adénoïdes. Trois fois, nous avons été amené
à enlever les végétations, une seule fois avec
succès évident. Dans les deux autres cas, il

y eut simple amélioration, et il fallut arriver dans un des cas à l'ouverture du sinus sphénoïdal pour obtenir un résultat favorable. »

On voit que les altérations constatées dans l'ozène sont nombreuses et souvent complexes, puisqu'elles occupent non seulement la muqueuse nasale proprement dite, mais aussi celle des cavités accessoires. Il n'est pas douteux, en effet, que dans bien des cas on trouve chez les ozéneux, non seulement les différentes modifications de la muqueuse qui recouvre les cornets et ces os eux-mêmes, que nous avons décrites plus haut, mais, dans la grande généralité des cas, il est facile de constater qu'une ou plusieurs cavités accessoires fournissent aussi leur contingent de sécrétion. Toutefois nous ne saurions admettre que ces dernières seules soient atteintes dans tous les cas, et que c'est toujours une ou plusieurs sinusites qui causent l'affection. Nous pensons que les altérations

de la pituitaire sont loin d'être négligeables
chez la généralité des malades.

Faut-il maintenant admettre avec M. Tissier qu'il s'agit d'une lésion osseuse, telle
qu'il l'a décrite dans les lignes que nous venons de citer? Nous ne le pensons pas. Dans
bien des cas d'ozène, en effet, il n'existe
aucune de ces sortes d'altérations, et cependant on a tout le tableau clinique de l'affection. D'un autre côté, on sait avec quelle
facilité le stylet le plus légèrement conduit
pénètre dans le tissu osseux de l'ethmoïde,
et combien il est facile de trouer l'os de ces
régions, dénudé et paraissant malade, ramolli
ou carié; d'autant plus que le tissu osseux
des cornets subit dans l'ozène cette régres-
sion spéciale dont nous avons déjà parlé.
Tant que les lésions osseuses n'auront pas
été constatées, soit à l'autopsie, soit après
résection sur le vivant des parties paraissant
être atteintes, nous ne saurions attribuer à
la théorie ingénieuse de M. Tissier toute la
valeur qu'il lui accorde dans son travail. Les

lésions de l'ozène nous paraissent être plus complexes et envahir tantôt une partie seulement des cavités nasales, et tantôt s'étendre à toute leur étendue jusque dans les cavités accessoires. C'est surtout dans la rhinite atrophique fétide confirmée, que les altérations de la pituitaire elle-même doivent entrer en ligne de compte, et nous savons que, dans ces cas, les cornets inférieurs, la cloison et même le plancher du nez sont toujours atteints à un degré considérable.

Quant à l'ozène consécutif à l'existence de végétations adénoïdes, nous le considérons comme exceptionnel, car le propre de la rhinite atrophique est précisément l'élargissement exagéré non seulement des fosses nasales, mais du cavum naso-pharyngien, élargissement qui ne peut atteindre son maximum que par l'atrophie de la muqueuse d'abord avec tous les éléments qui la constituent, et par conséquent des follicules clos dont l'amas forme l'amygdale naso-pharyngienne. Que l'existence des végétations adénoïdes retenant les sécrétions nasales ait pu déterminer l'apparition d'un ozène, la chose est possible, ainsi que l'ont constaté tous ceux qui s'occupent d'affections nasales, mais de là à faire jouer à cette altération un rôle important dans la production du coryza atrophique, il y a tout un abîme.

En résumé, l'affection que nous étudions ici présente une série d'altérations occupant non seulement la muqueuse nasale proprement dite, mais s'étendant très souvent à l'une ou à plusieurs cavités accessoires qui fournissent alors leur contingent de sécrétion. Toutefois, nous admettons que le rhinite atrophique fétide peut exister sans lésion des grandes cavités frontales, maxillaires ou sphénoïdales ; par contre, les cellules ethmoïdales nous ont paru être très rarement épargnées.

Pathogénie. — On voit, d'après ce qui précède, que l'accord est loin d'être fait entre les différents auteurs sur les altérations

constatées dans l'affection que nous étudions
et surtout sur leur importance. Quant à la
pathogénie de cette rhinopathie elle-même,
elle est au moins aussi obscure.

Zaufal[1] a le premier émis l'hypothèse
que l'affection était congénitale et résultait
d'un arrêt de développement des cornets
inférieurs en particulier, d'où grandeur exagérée des cavités nasales, rétention des sécrétions, et, comme conséquence, décomposition et fétidité. Cette théorie séduisante en
apparence eut un grand retentissement. Cal-
mettes et Martin[2], en France, se firent les
apôtres de cette définition de la rhinite atrophique, tandis que Moldenhauer plus pru-
dent assurait qu'il existe à ce sujet une véritable obscurité[3].

Cependant, il semble qu'aujourd'hui la
manière d'être de l'affection est plus nette-

<hr>

1. *Aertz. Correspendenzbl.*, n° 24, 1877.
2. *De l'ozène vrai.* Thèse, Paris, 1881.
3. *Traité des mal. des fosses nasales.* Traduct. française,
1878, p. 100.

ment déterminée, grâce aux recherches histologiques et cliniques. Il me paraît certain
que, dans la généralité des cas, il existe
d'abord une période d'infiltration, décrite
autrefois par Gottstein, Fränkel, Schæffer
et par moi-même, admise depuis par
M. Ruault[1], et par beaucoup d'autres auteurs.
Ce stade est du reste facile à constater, surtout chez les enfants que l'on a souvent
l'occasion de suivre pendant plusieurs années,
et chez lesquels on voit progressivement le
gonflement de la muqueuse faire place à
l'atrophie, en même temps que les sécrétions
purulentes et simplement épaisses au début
deviennent peu à peu croûteuses et fétides,
et cela en dehors de toute tare syphilitique.

Il est également hors de doute que l'on
constate d'autres fois d'emblée l'atrophie
de la muqueuse et des cornets sans que
l'on puisse retrouver dans les antécédents
du malade la période d'infiltration. C'est

1. *Traité de méd., loc. cit.*, p. 64-65.

ainsi que nous avons vu plusieurs fois la rhinite atrophique fétide apparaître chez de tout jeunes enfants de dix-huit mois à deux ans, nés de parents ozénateux du reste, et chez lesquels le stade atrophique semblait s'être établi de prime abord.

Avant de discuter la pathogénie de l'ozène lui-même, il est important d'établir que, contrairement à l'hypothèse de Zaufal, ce n'est pas l'agrandissement des cavités nasales qui produit la fétidité. Morell-Mackenzie[1] a depuis longtemps déjà insisté sur ce fait, rapportant même à ce sujet l'observation d'une jeune fille de dix-huit ans qui présentait une atrophie marquée des cornets, sans cependant exhaler la moindre odeur. Ruault affirme avoir rencontré un assez grand nombre de malades de ce genre, et j'en ai moi-même également observé beaucoup. Ce sont en général des personnes ayant mouché abondamment à un moment

1. *Trait. des mal. du nez.* Traduct. Moure et Charazac, 1887, p. 161.

de leur existence, et ayant eu très probable-
ment, pendant cette période, les symptômes
plus ou moins nets de la rhinite atrophique.
Il est possible que dans ces cas, les lésions
aient évolué rapidement pour aboutir à cette
transformation fibreuse de la pituitaire,
c'est-à-dire à ce stade où les sécrétions sont
à peu près nulles, ou du moins peu épaisses,
peu colorées, et partant presque tout à fait
inodores.

Quant à la nature de la fétidité elle-même,
elle a fait également l'objet de nombreuses
discussions. Une fois la théorie de Zaufal
repoussée, Krause admit que la dégénérescence graisseuse des glandes prédisposait
leur sécrétion à subir la fonte putride; mais,
dès 1882, E. Fränkel émettait l'hypothèse
de micro-organismes favorisant la décomposition du mucus nasal chez ces malades.
Toutefois, ce fut M. Lowenberg qui le premier, en 1884 [1], parvint à isoler un coccus

1. Congrès international d'otologie de Bâle, 1884.

spécial se colorant par le violet de gentiane
et par les couleurs d'aniline. Cultivé sur de
la gélatine, ce diplocoque aurait reproduit
l'odeur de l'ozène. Il convient d'ajouter
cependant que, depuis cette époque, on n'a pu
reproduire les expériences de M. Lowenberg,
ou tout au moins retrouver l'odeur de l'ozène
par la culture des microbes incriminés.
Depuis lors, bon nombre de bactériolo-
gistes ont fait des recherches dans ce sens
sans arriver à une solution définitive de la
question. Klaman, Thost, Reimann, Hajeck
ont successivement trouvé et décrit des
micro-organismes dont aucun n'a paru être
celui de l'ozène. Seul M. Marano[1], à l'in-
stigation du professeur Masseï, a, de son côté,
entrepris une série de recherches bactériologiques sur des malades observés par le maître
napolitain.

Dans ces recherches dont il donne la technique détaillée dans son travail, il aurait

1. *Arch. Ital. de laryngol. de Masseï*, Anno X, fasc. I.

trouvé un bacille encapsulé, qu'il appelle
rhino-bacille ozénateux ayant une longueur
de 1 μ à 1μ, 50. Mais comme l'a dit très sin-
cèrement l'auteur, il n'a jamais pu reproduire
par la culture l'odeur caractéristique de la
rhinite fétide, ce qui le porte à conclure que
cette dernière résulte de l'action du rhino-
bacille combinée avec celle des autres microbes des fosses nasales.

Plus récemment enfin (1893), M. Strazza
(*loc. cit.*), tout en retrouvant le bacille encapsulé dans la période atrophique, lui
refuse toute action spéciale sur l'évolution
de l'ozène.

La question n'est donc point jugée d'une
manière définitive, mais il est cependant
logique d'admettre que la fermentation
putride des sécrétions nasales est le résultat
d'une action microbienne, les fosses nasales
ne nous paraissant pas devoir s'écarter de la
loi, commune aujourd'hui à toute décomposition. Cette manière de voir est d'autant
plus plausible que l'on a isolé le bacille de

quelques sécrétions odorantes. Il est possible que M. Marano soit dans le vrai en affirmant que c'est l'association de plusieurs micro-organismes et non un seul qui produit le symptôme fétide.

M. Lœwenberg, reprenant tout dernièrement ses recherches bactériologiques sur le microbe de l'ozène, dit avoir trouvé dans le mucus nasal un micro-organisme unique et caractéristique [1], très gros coccus immobile, toujours associé en double, et souvent même ceux-ci étant accouplés en chaînes réunies par une masse hyaline. Quelquefois la section optique des microbes est presque rectangulaire, comme s'ils étaient cylindriques, au lieu d'être amincis et arrondis aux deux extrémités. L'auteur propose de donner à ce coccus le nom de cocco-bacille de l'ozène. Bien qu'il ressemble au pneumo-bacille de Friedländer, il ne lui est pas identique et n'est point une de ses formes atté-

1. *Annales de l'Institut Pasteur*, Mai, 1894.

nuées ou exaltés. En culture sur gélose, sérum humain ou animal, bouillon peptonisé, ou pomme de terre, il répand plutôt une odeur agréable que fétide.

Nous nous résumerons en disant que l'élargissement des cavités du nez invoqué par Zaufal, diminuant la force du courant d'air expiré favorise la stagnation des sécrétions et par conséquent leur formation croûteuse. Cette stagnation est d'autant plus facile que l'épithélium vibratile est devenu pavimenteux et que la sensibilité de la pituitaire est fortement émoussée. La fermentation des sécrétions se produit sous l'influence de bactéries, dont quelques-unes sont certainement connues, mais dont l'association reste à déterminer.

Marche, durée, terminaison. — La marche de la maladie découle tout naturellement de ce que nous avons dit à propos de la symptomatologie et de l'anatomie patho-

logique. Débutant souvent dans le jeune âge,
on voit l'affection se perpétuer pendant des
années jusqu'au moment où l'atrophie de la
muqueuse est telle, que les glandes ayant
presque tout à fait disparu, la sécrétion
devient rare et peu épaisse, par conséquent
inodore. Il semble qu'à une certaine période
de l'affection la muqueuse ne peut plus produire les éléments nécessaires à la putréfac-
tion. Aussi n'est-il pas rare de constater chez
les adultes de 35 à 50 ans tous les signes
physiques du coryza atrophique, moins la
sécrétion croûteuse et l'odeur qui en résulte.
C'est là un des modes de guérison observé
et signalé autrefois par Trousseau. Il ne fau-
drait cependant pas toujours compter sur
l'âge pour amener ce résultat satisfaisant en
apparence; car j'ai pu voir des vieillards de
65 à 75 ans même, ayant des rhinites atrophiques fétides en pleine activité. Je donne
encore actuellement mes soins à un septua-
génaire qui venait me consulter pour des
céphalées frontales ayant résisté à tous les

traitements classiques, et je trouve chez ce malade tous les signes fonctionnels et physiques du coryza ozénateux. Il est à peine besoin de dire que les maux de tête ont été très notablement améliorés par l'expulsion des concrétions croûteuses qui tapissaient toute la voûte des fosses nasales.

J'ai déjà signalé la tendance que me paraissaient avoir ces malades à devenir tuberculeux; c'est un mode de terminaison encore assez mal étudié, sur lequel il convient cependant d'appeler l'attention des observateurs.

Pronostic. — Le pronostic varie un peu suivant les formes de l'affection et suivant que l'atrophie est plus ou moins prononcée.

Il doit être considéré au double point de vue des symptômes et des lésions qui le caractérisent.

L'odeur nauséabonde pour laquelle les malades viennent nous consulter est habituellement très facile à faire disparaître; nous indiquerons un peu plus loin la manière de procéder pour arriver à ce but. Mais

vient-on à cesser le traitement ou à le faire
avec moins de régularité, qu'aussitôt l'ozène
reparaît souvent avec son intensité première. C'est qu'en effet la lésion génératrice
n'a pas pu, dans tous les cas, être décelée
et traitée directement C'est ce qui a fait
dire à bien des auteurs que le pronosctic de
l'affection était des plus sombres et que
l'ozène était incurable. Bien des praticiens
imbus de ces idées ont, dès le début, dé-
couragé les malades en leur faisant un tableau bien triste de nos moyens d'action
dans ces cas. J'ai, pour ma part, la satisfac-
tion d'avoir, depuis déjà bien des années,
combattu ces opinions pessimistes et sou-
tenu que l'affection était curable dans la
généralité des cas, si le malade et le médecin traitant étaient tous deux assez patients,
l'un pour prescrire et l'autre pour suivre le
traitement avec persévérance. Depuis cette
époque, l'anatomie pathologique de l'ozène
s'est enrichie de documents nouveaux, et bien
des auteurs (Grünwald, Bresgen, Tissier, etc.)

ont tour à tour rapporté des observations de
malades guéris par un traitement approprié.
Depuis que la théorie de Zaufal (v. page 94)
a été abandonnée, le pronostic de cette rhinopathie est devenu moins sombre, et,
conformément à nos idées, nous voyons la
génération actuelle admettre la possibilité
non seulement d'améliorer, mais aussi de
guérir l'ozène. J'ai vu cette rhinopathie guérir à la suite de la grossesse et de l'accouchement, alors que le traitement scru-
puleusement suivi n'avait amené qu'une
amélioration très lente.

D'un autre côté, nous savons tous que,
par le fait même de son évolution, l'affection
tend bien souvent à guérir d'elle-même.
Cette particularité a été, comme je l'ai fait
remarquer depuis longtemps déjà (*loc. cit.*,
p. 252, 2ᵉ édit.), implicitement admise par
la plupart des auteurs qui considèrent la
rhinite fétide comme rare chez le vieillard,
malgré la persistance des conditions anatomiques des fosses nasales. Comme le fait

observer avec raison M. Ruault, tous les praticiens ont pu voir l'état de la muqueuse malade se modifier peu à peu, la sécrétion devenir plus humide, moins épaisse et ne plus former ces croûtes dont la décomposition occasionne l'apparition de l'ozène. Il n'est pas douteux que, dans ces cas, les glandes ne se régénèrent et que les altérations de l'épithélium et de la couche superficielle se modifient d'une manière favorable et définitive.

Diagnostic. — Nous serons très bref sur cette question, car le diagnostic n'offre aucune difficulté dans les cas confirmés. L'odeur nauséabonde et l'expulsion des masses croûteuses verdâtres chez un adolescent suffisent déjà pour faire présumer la nature de la lésion nasale, que l'examen rhinoscopique permet de reconnaître exactement. Nous avons déjà dit qu'il n'existait pas d'ulcération dans la rhinite atrophique, ce qui nous dispense de parler de la syphilis et de

la tuberculose (aiguë ou chronique, lupus),
qui sont, on le sait, toutes deux des affections
ulcéreuses. Tout au plus, lorsque l'atrophie
n'est pas très marquée et que le malade
mouche beaucoup, pourrait-on songer à une
sinusite (frontale, maxillaire, ethmoïdale ou
sphénoïdale); mais, dans ces cas, la sécrétion
est généralement franchement liquide ou
simplement grumeleuse. Elle est particulièrement abondante le matin au réveil, et jamais le malade ne reste deux ou trois jours
avant d'expulser un de ces bouchons muqueux qui sont l'apanage du coryza fétide.
D'un autre côté, nous savons que, dans bien
des cas, l'une ou plusieurs cavités accessoires
sont atteintes dans la maladie qui nous
occupe. Ce serait donc à l'observateur de
rechercher de quelle région vient la suppuration.

Nous ne pouvons, sans sortir de notre
sujet, décrire ici les différentes méthodes
d'exploration et les divers signes qui permettent de localiser le mal à tel ou tel sinus;

nous devons nous borner à renvoyer le lecteur à la deuxième édition de notre *Manuel des maladies des fosses nasales et des cavités accessoires* (1893). Toutefois il est important de se rappeler que, d'une manière générale, lorsqu'au cours d'une rhinite ozénateuse, le malade continue, malgré le traitement régulier, à moucher du pus, il faut songer à l'existence possible d'un empyème et chercher du côté des cavités accessoires l'origine de cette sécrétion. L'examen direct par la rhinoscopie antérieure et postérieure s'imposera dans tous les cas, pour bien se rendre compte de la nature et de l'étendue des altérations de la muqueuse. L'interrogatoire et la marche de la maladie aideront également à poser un diagnostic ordinairement très facile à établir.

Traitement. — Notre but n'est point de passer ici successivement en revue les différents traitements préconisés contre l'ozène, car ce volume ne suffirait pas à pareille revue[1]. Le nombre même des traitements proposés prouve combien est rebelle cette affection nasale et quelle résistance elle oppose, dans quelques cas, à toutes les médications, du moins avant de s'améliorer réellement et à plus forte raison de guérir complètement. S'il n'existe aucun traitement spécifique de l'affection, il n'en est pas moins certain que nous pouvons toujours obtenir la disparition complète du symptôme ozène qui inquiète le plus les

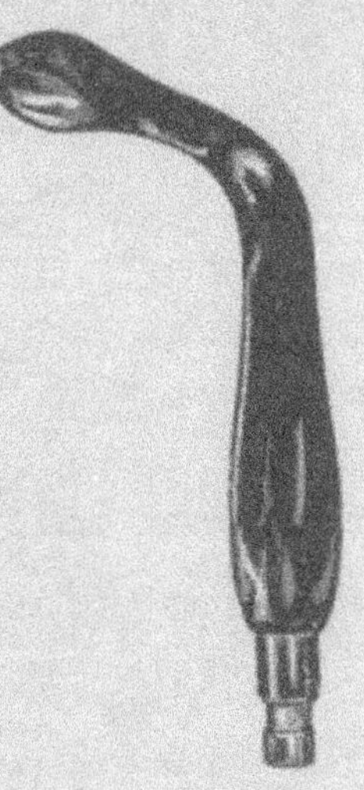

Fig. 1. — Canule nasale du Dr Moure.

malades et leur entourage. Le meilleur moyen pour atteindre ce but est de débarrasser les fosses nasales des sécrétions qui s'y accumulent et s'y décomposent avec rapidité.

1. Consultez à ce sujet le travail du Dr L. Lacoarret, de Toulouse, Thèse de Bordeaux, 1888.

Dans ce but, on doit dès le début, prescrire aux malades des irrigations nasales abondantes, douches de Weber, qui seront faites avec le siphon, l'injecteur ou de préférence avec le réservoir classique

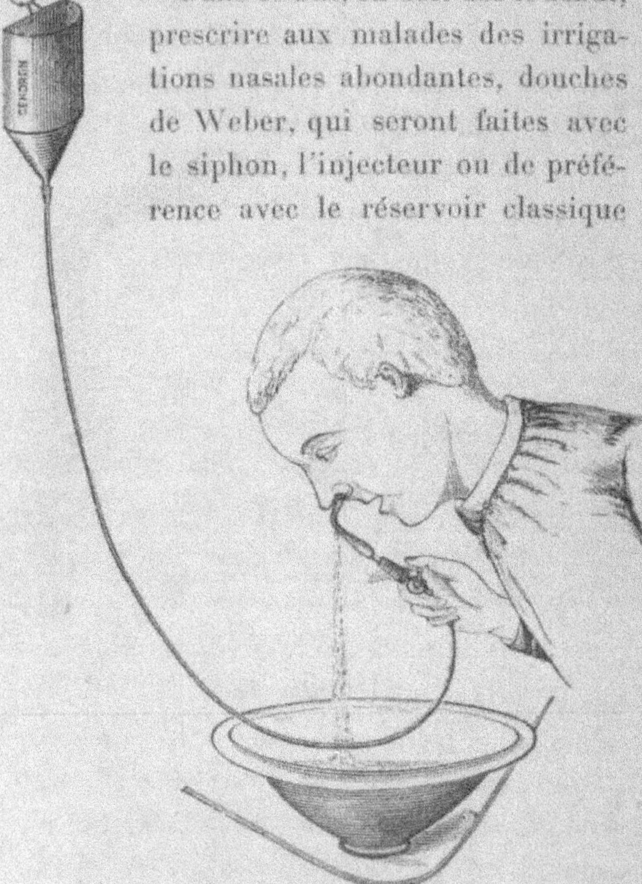

FIG. 2. — Position du malade, de la canule pendant la douche nasale.

servant aux lavages vaginaux ou autres; ce sont des appareils que l'on trouve aujour-d'hui couramment répandus dans la prati-que journalière, et dont quelques malades abusent même trop souvent [1].

Dans bien des cas un peu avancés, la douche nasale ordinaire ne suffit pas pour nettoyer les fosses nasales et le cavum naso-pharyngien. Ce dernier n'est généralement pas baigné par le liquide de l'irrigation, pas plus que la partie supérieure des cavités du nez. Il résulte de ce fait que des sécrétions croûteuses restent encore attachées à ces parois et empêchent la disparition complète

1. Il est bon de rappeler ici que, pour être bien faite et ne produire aucun inconvénient, la douche nasale doit être dirigée horizontalement vers le plancher des fosses nasales. Ce que l'on obtient aisément en dirigeant l'ouverture dont est percée la canule nasale directement en ar rière. Il est nécessaire de recommander aux malades de ne pas se moucher après l'injection, afin d'éviter la péné-tration du liquide dans les trompes et l'oreille moyenne. L'eau restée dans le nez sera expulsée par des expirations brusques les *narines restant ouvertes*. (Pour de plus amples détails, voir le chap. Thérapeutique générale de la 2ᵉ édit. de notre *Manuel des maladies des fosses nasales*. Paris, 1893.)

du symptôme odeur. Aussi, depuis ces dernières années, ai-je l'habitude de faire précéder la douche, dite de Weber, d'une irrigation rétro-nasale, que les malades arrivent très vite à exécuter facilement depuis que j'ai apporté à la canule de l'arrière-nez certaines modifications. En effet, au lieu

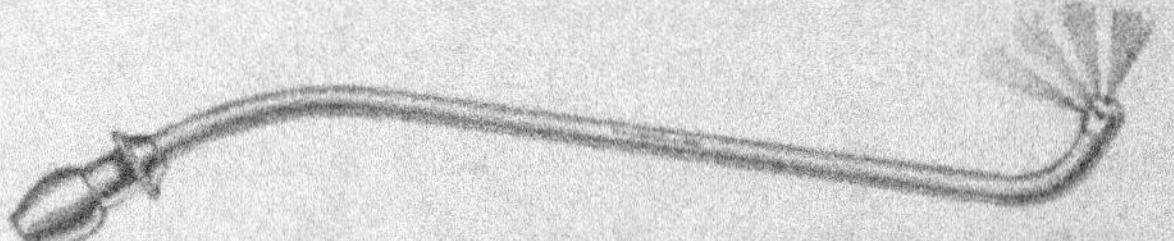

Fig. 3. — Canule rétro-nasale du Dr Moure.

d'avoir une canule perforée tout autour de son extrémité olivaire, j'ai simplement placé quatre trous, un supérieur destiné à la voûte basilaire, trois antérieurs ou antéro-latéraux, devant arroser les choanes et les parois latéro-supérieures des fosses nasales, laissant en arrière les orifices tubaires et la paroi postérieure, qui sont touchés par ricochet. Cette manière de faire a, en outre, l'avantage de ne pas inonder la cavité naso-pharyngienne, et par conséquent de ne pas

envoyer plus de solution que ne peuvent en
déverser les conduits du nez, ce qui
empêche le retour du liquide dans la gorge,
principal obstacle à ce mode de traitement.
D'un autre côté, ayant adapté ma canule
sur un injecteur Enema ordinaire au lieu
d'un réservoir, j'ai ainsi ménagé au malade
un jet interrompu à volonté, permettant de
commencer l'injection au moment précis où
il est en bonne position, et de l'arrêter dès
qu'il survient le moindre ennui.

Cette manière de procéder m'a permis de
généraliser l'emploi de cette méthode, que je
considère comme excellente dans ces cas, et
que je recommande chaudement à mes confrères.

Voici la manière dont il faut procéder dans
ces cas : Après avoir bien débarrassé une première fois avec le porte-ouate les fosses nasales et l'arrière-cavité des sécrétions fétides
qui s'y étaient accumulées, on prescrit au
malade une irrigation nasale et rétro-nasale
abondante à faire matin et soir. J'ai l'habi-

tude d'ordonner d'abord une première irrigation alcaline faite avec du borate de soude, du sel marin, du chlorate de potasse ou de bicarbonate de soude (une grande cuillerée par litre d'eau tiède). Une fois que cette première solution, faite par les fosses nasales antérieures et postérieures, a nettoyé la plus grande partie de la région malade, on fait passer immédiatement après un deuxième litre d'eau tiède contenant une solution antiseptique quelconque, solution qu'il faut autant que possible ne pas rendre caustique. J'avoue à cette occasion ne pouvoir donner la préférence à aucun des antiseptiques connus, sauf à ceux qui se dissolvent facilement dans l'eau et dont l'emploi est ordinairement plus simple et plus commode. A ce titre, je repousse assez volontiers les émulsions plus ou moins parfaites (créoline, naphtol, etc.), qui sont généralement douloureuses et provoquent même des réactions trop vives sur certaines pituitaires impressionnables. J'ai l'habitude de formuler d'abord la solution phéniquée suivante :

    Acide phénique par. . . . .   25 gr.
    Glycérine pure . . . .   100 »
    Eau. . . . .   400 »

Une grande cuillerée par litre eau tiède en injection.

Je remplace ensuite successivement, suivant l'effet produit, l'acide phénique par du chloral, du lysol, du formol, à 2 p. 100 de la résorcine, de l'acide sozolique, ou divers sels de sozoiodol, etc. Souvent même, dans les débuts, je fais parfumer les liquides à injecter à l'aide d'un vinaigre antiseptique odorant.

Une fois ces deux litres d'injection passés dans les fosses nasales, je fais terminer le traitement du matin et du soir par une pulvérisation nasale faite soit avec une partie du liquide préparé pour faire la deuxième injection, soit avec une solution spéciale.

La pulvérisation a le grand avantage de pouvoir être dirigée dans tous les sens, et de pénétrer dans des parties anfractueuses que l'injection ne peut atteindre.

Avec M. Ruault, je considère que les solutions huileuses inoxydables (vaseline, pétroléine) sont très avantageuses dans ces cas. On peut, au besoin, additionner ces liquides de topiques antiseptiques ou désinfectants; c'est ainsi qu'on leur associe avec avantage le menthol, le thymol, l'eucalyptol, etc.[1]. Voici, par exemple, une formule que j'ai souvent l'occasion de prescrire dans ces cas :

> Thymol ou eucalyptol. . . . .   0,05 centig.
> Menthol. . . . .   5 gr.
> Huile de vaseline . . . . . .   120 »

Chaque pulvérisation doit être très courte et dirigée dans tous les sens des fosses nasales[2].

[1]. J'omets à dessein le salol qui, ainsi que l'a démontré M. Cartaz, a souvent l'inconvénient de produire des érythèmes des narines et de la lèvre supérieure. J'ai également observé cet inconvénient avec le menthol, mais bien plus rarement.

[2]. Nous ne parlons pas des poudres, qui nous semblent avoir l'inconvénient de ne pas pénétrer aussi profondément que les liquides pulvérisés dans les cavités nasales, et d'aider par leur présence à la concrétion de sécrétions déjà épaisses par elles-mêmes.

Cet ensemble de
traitement doit
être fait réguliè-
rement matin et
soir, et cela non
pendant quelques
mois, mais pen-
dant plusieurs an-
nées, suivant l'in-
tensité du mal. Il
est bon de changer
tous les mois en-
viron les solutions
employées, afin

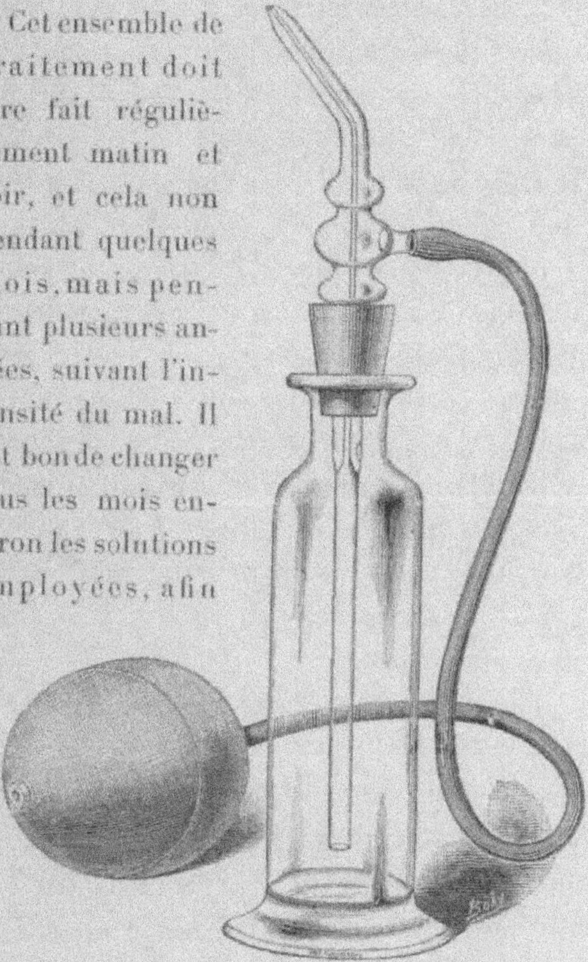

Fig. 4. — Pulvérisateur à l'huile de vaseline.

d'éviter l'accoutumance. J'ai déjà fait observer depuis longtemps, que s'il s'agit d'un
enfant et surtout d'une jeune fille, il sera
nécessaire, chez cette dernière, de continuer
le traitement nasal jusqu'après l'apparition
des règles. Car il est habituel de voir survenir à cette époque de la vie une recru-
descence marquée dans l'activité des sécrétions putrides.

Grâce à l'ensemble du traitement local
que nous venons d'exposer, on peut espérer
obtenir non seulement la disparition passagère de l'ozène, mais arriver à une guérison
définitive, après un laps de temps absolument
variable, suivant les sujets et l'état de la
cavité nasale.

Dans le but d'abréger la durée du traitement, que bien des malades et des médecins
considèrent, avec raison du reste, comme
interminable, on a proposé différents modes
de traitement que nous allons passer successivement en revue.

Ce sont d'abord les pulvérisations caus-

tiques faites avec le nitrate d'argent (Meyjes),
ou du chlorure de zinc (E. J. Moure) employées à doses de plus en plus concentrées.
Voici la manière de procéder :

Après avoir bien nettoyé les cavités du nez
à l'aide d'injections et du porte-ouate garni
et humide, on place le spéculum dans l'une
des narines éclairée comme pour la rhinoscopie ordinaire. Prenant ensuite le pulvérisateur nasal ordinaire chargé de liquide
caustique, on dirige un premier jet pulvérisé
vers la partie supérieure de la cavité; puis,
aussitôt après, un deuxième plus horizontal
vers le sphénoïde et le pharynx nasal. Deux
poussées bien injectées suffisent, en général,
pour atteindre toute les parties de la pituitaire accessibles à ce mode de traitement. Il
est facile, du reste, de voir les points touchés lorsqu'on a fait usage de solution au
nitrate, ce topique ayant la propriété de
blanchir la surface des muqueuses sur lesquelles on le dépose. Bien entendu, à chaque
séance, la même opération est faite des deux

côtés de la même manière. Il est bon, pour
agir facilement, d'habituer le malade soit à
tenir le spéculum, soit à presser la boule du
pulvérisateur. La tête du patient sera légèrement inclinée en avant pour éviter la chute
du caustique dans le pharynx buccal et dans
l'arrière-gorge. Ces points de technique in-
strumentale établis, l'on agira de la façon
suivante : le traitement sera fait tous les
jours au début et avec des solutions de plus
en plus concentrées, c'est-à-dire que, com-
mençant par des solutions de nitrate d'argent au 1/20°, on doit très rapidement arriver, dans l'espace de huit à dix jours, aux
solutions au 1/5° en passant par les doses
intermédiaires de 1/15°, 1/10°. Suivant les
cas et suivant la tolérance des sujets, on
arrive plus ou moins vite aux solutions les
plus concentrées, dont on fait usage pendant cinq à six jours, pour ne plus faire ensuite le traitement que tous les deux jours,
puis deux fois, et enfin une seule fois par semaine pour cesser après un mois et demi de

traitement régulier. Dans l'intervalle, le malade se borne à faire, le matin en se levant, une injection à l'eau salée tiède.

Le chlorure de zinc demande à être manié avec un peu plus de précautions et à des doses moins élevées, partant de solution à 1 p. 100, l'on peut et l'on doit, autant que possible, arriver à la solution au 1/10ᵉ (10 p. 100), toujours en passant par les doses intermédiaires entre ces deux extrêmes. Les injections sont faites, dans ce cas, avec du bicarbonate ou du borate de soude. Le traitement doit être employé comme avec le nitrate, pendant le même laps de temps et de la même manière.

Quelques malades éprouvent, pendant la période du traitement, soit des céphalalgies frontales et sus-orbitaires, soit des réactions inflammatoires vives avec épistaxis, qui obligent à arrêter ou tout au moins à ne pas pousser le traitement à ses limites extrêmes comme dose et durée. J'ai hâte d'ajouter que la plupart supportent très bien la médication, sans en ressentir la moindre gêne. Ce traitement sera fait à des intervalles de trois à quatre mois, suivant les cas, et par séries plus ou moins nombreuses suivant le résultat obtenu. Quelquefois, l'amélioration est rapide et le succès définitif après deux traitements; d'autres fois, le résultat final est peu appréciable, tandis que, chez le plus grand nombre des malades, on observe une amélioration marquée d'une durée plus ou moins longue. En un mot, sans donner ce traitement comme le remède infaillible du coryza atrophique fétide, je le considère comme digne d'être recommandé, d'après les résultats encourageants qu'il m'a donnés jusqu'à ce jour.

MASSAGE VIBRATOIRE. — Dans ces dernières années, MM. Braun, Laker et Demne, à l'étranger, et M. Garnault, en France, ont préconisé contre le coryza atrophique ce qu'ils ont appelé le massage vibratoire de la pituitaire.

Pour appliquer ce procédé, on fait ordinairement usage d'un porte-ouate droit ou coudé imbibé, soit d'une solution iodée légère, soit d'une solution de baume du Pérou. « Les vibrations, dit M. Garnault[1], s'exercent avec l'avant-bras replié sur le bras; les mouvements se passent presque entièrement dans le pli du coude; ils sont produits par des contractions tétaniques des muscles de l'épaule, mais surtout du bras; ils doivent être de si faible amplitude, que c'est à peine si la main placée sur les muscles les sentira se contracter. » Cet auteur pense que les vibrations doivent être extrêmement rapides et régulières. La différence de durée entre les vibrations ne devrait pas être de plus de 1/100e de seconde. Il convient cependant d'ajouter que, dans ces derniers temps, Laker[2] lui-même, promoteur de la méthode, ajoute qu'une régularité aussi parfaite n'est pas

1. Extr. de la *Semaine médicale*, 1893, et voyez aussi LAKER, *Die Heil-Erfolge der ninoren schleinhaut Massage*, etc., Gratz, 1892.

2. *Revue internat. de rhinologie* du Dr NATIER, 1894.

nécessaire pour obtenir le résultat cherché.

Bien plus, quelques auteurs, désireux d'obtenir la perfection vibratoire, ont imaginé une série de masseurs électriques plus ou moins ingénieux dont l'avantage est de transformer en un traitement purement mécanique le massage d'une région dans laquelle le toucher et le doigter de l'opérateur entraient autrefois en ligne de compte. Pour être bien appliqué, il est nécessaire de masser toutes les parties de la pituitaire accessibles au toucher avec la sonde. Il est bien entendu que, dans le coryza atrophique en particulier, ce traitement doit être fait lorsque la muqueuse a été parfaitement nettoyée et bien débarrassée des sécrétions qui la recouvraient. D'après les promoteurs et les apôtres de cette nouvelle méthode, le massage agirait dans les processus atrophiques en donnant une nouvelle force aux vaisseaux et en amenant une suractivité vitale dans cette pituitaire dont les éléments subissent la transformation que nous avons

décrite au traitement de l'anatomie pathologique.

Cette pratique a, comme il fallait s'y attendre, rencontré plusieurs adversaires;
M. Chiari, de Vienne, a été l'un des plus
ardents, affirmant que le badigeonnage ordinaire, classique, produisait d'aussi bons effets
que le massage, et, dans tous les cas, qu'il
fallait également tenir compte de l'effet du
topique employé. Il est certain que, lorsque
les promoteurs de la méthode ont exigé de
la part de l'opérateur une *pratique spéciale,
longue et difficile à obtenir, un tracé régulier, rapide et de même intensité*, cette méthode ne pouvait être appliquée que par
certains privilégiés sous peine de n'avoir pas
l'effet cherché. Dans ces conditions, les malades qui n'étaient pas massés par des mains
expertes, par les mains de quelque spécia-
liste, n'obtenaient pas de résultat positif.
Cet exclusivisme porta certainement grand
tort à une méthode qui, il faut bien le reconnaître, constitue non pas le traitement uni-

que et définitif du coryza atrophique, mais un adjuvant très utile. Il est certain, en effet, que le massage est susceptible de redonner à la pituitaire une certaine vitalité, de favoriser la sécrétion glandulaire, toutes choses aidant, à obtenir le résultat cherché. Depuis ces dernières années, j'ai fait usage de la méthode du massage vibratoire produit avec un petit moteur électrique actionnant une excentrique munie d'un stylet garni de ouate. J'ai pu constater que le massage employé seul ne donnait que des résultats passagers ; mais, combiné avec les pulvérisations de nitrate d'argent (voir plus haut), il m'a donné des résultats extrêmement satisfaisants. Aussi, jusqu'à nouvel ordre, je ne crains pas de dire que c'est, à mon sens, le meilleur traitement de la rhinite atrophique fétide. Non seulement, à la suite de ce traitement, la sécrétion se modifie comme qualité, mais l'état de la muqueuse subit aussi des modifications importantes que je me propose d'étudier au point de vue histologique, et je ne crains pas d'affirmer que j'ai vu dans plusieurs cas l'atrophie diminuer et la maladie guérir complètement. Les cas les plus rebelles sont sans contredit ceux dans lesquels les cavités accessoires sont affectées, car nous savons, hélas ! combien la plupart des sinusites sont rebelles aux traitements les plus actifs et les plus réguliers.

ÉLECTRICITÉ. — L'électricité a également été employée dans l'ozène sous la forme électrolytique en surface (Garrigou-Désarèses et Mercier, 1884) ou interstitielle (Jouslain); mais il faut avouer que l'on comprend mal comment peut agir favorablement contre le processus atrophique un traitement qui fait autour de lui de la sclérose et du tissu cicatriciel.

Plus logique, M. Bryson-Delavan a préconisé les courants galvaniques (1887), et, dans son travail sur le massage, M. Garnault n'hésite pas, lui aussi, à rappeler l'action bienfaisante des courants continus et simu-

soïdaux sur la nutrition des muqueuses.
« On sait, dit cet auteur, comment, en se
servant de courants de tension ou de quantité, en modifiant le nombre des interruptions, on agit encore sur la nutrition et sur
la sensibilité. » Il y a évidemment dans
cette voie d'intéressantes recherches à faire,
et je sais à ce sujet que le Dr Thomas, de
Marseille, a obtenu de bons résultats dans le
traitement de la rhinite atrophique fétide
par l'électricité employée de cette manière.

Le galvano-cautère trouvera, dans quelques cas assez rares, des indications très
nettes, soit pour détruire des régions suppu-
rantes, soit pour ouvrir des cavités anfractueuses et faciliter leur lavage.

Tels sont les principaux traitements employés ou préconisés contre l'affection rebelle que nous venons d'étudier. Les promoteurs de chaque méthode ont tous apporté
à son actif des cas de guérison plus ou
moins nombreux, et j'ajouterai plus ou moins
définitive.

Les partisans du massage vibratoire n'hésitent pas à affirmer qu'après six mois
de traitement régulier, fait tous les jours
pendant un mois et demi, puis tous les deux
jours, les malades sont définitivement guéris. Pour notre part, nous ne saurions par-
tager cette manière de voir si optimiste. Bien
que depuis longtemps déjà persuadé que
l'ozène peut guérir, je ne crois pas que le
traitement unique et constant de la maladie
réside dans l'emploi d'une seule méthode.
C'est par leur combinaison, par la patience
surtout, que l'on arrive peu à peu au résultat
cherché.

Traitement de l'auteur. — Je résumerai
ainsi le traitement qui me paraît devoir être
appliqué :

D'abord lavages réguliers bi-quotidiens,
matin et soir, par les fosses antérieures
et postérieures avec l'une des solutions
antiseptiques formulées plus haut. Après
un mois ou deux de traitement, si l'on a

affaire à des sujets ayant plus de 15 à 16 ans, par conséquent bien décidés à se soigner, commencer le traitement par les pulvérisations au nitrate d'argent combiné avec le massage. C'est-à-dire, une fois les fosses nasales bien nettoyées, masser la muqueuse dans toutes les régions accessibles, et terminer par la pulvérisation caustique. Après un mois ou deux de ce traitement, revenir aux lavages antiseptiques, en faisant de temps à autre, une fois par semaine environ, un massage de la pituitaire. Continuer ainsi pendant trois à quatre mois, suivant les cas, et refaire un traitement régulier au nitrate ou au chlorure de zinc, tel que je viens de le décrire.

Au besoin, remplacer le massage par la galvanisation de la membrane de Schneider.

Après ce deuxième traitement, les malades dont l'odeur aura disparu dès le début pourront ne plus faire de lavages que le matin, et cela pendant un temps qu'il est impossible de fixer à l'avance, chaque cas ayant en quelque sorte des indications particulières. Souvent il faudra après quatre, cinq, à six mois d'intervalle, refaire un traitement régulier actif avant d'arriver au résultat cherché, c'est-à-dire la disparition des sécrétions croûteuses épaisses, ayant des tendances à devenir fétides.

Dans les cas avancés, lorsque l'atrophie est arrivée à ses limites extrêmes, le courant d'air expiratoire n'ayant aucune action pour débarrasser les cavités nasales des sécrétions qui s'y forment, il est utile de faire de temps à autre renifler à ces malades un peu d'eau salée tiède qui les aide à se moucher. Il est à remarquer que ce n'est plus là un traitement, mais simplement un moyen de permettre aux malades de nettoyer leurs fosses nasales de sécrétions n'ayant, du reste, aucune tendance à se manifester par de l'ozène. Ce qui prouve bien que, même à cette période extrême, le malade peut être considéré comme guéri. C'est dans ces cas que Gottstein a conseillé de diminuer le calibre des fosses nasales à l'aide d'un tampon

de ouate de 3 à 5 centimètres de long
et de la grosseur d'un doigt. Ce tampon,
imbibé de solutions antiseptiques ou odorantes, de baume du Pérou, par exemple
(Siefert), est placé vers la partie supérieure
des cavités nasales, afin de laisser le méat
inférieur libre. Ce tampon rétrécit le calibre
des cavités du nez, et surtout irritant la
muqueuse, il détermine une hypersécrétion
qui facilite l'expulsion des produits sécrétés.

Plusieurs auteurs, et Gottstein lui-même,
ont préconisé ces tampons dans la période
active de la maladie comme un moyen de
traitement actif, pouvant être appliqué par
l'ozénateux lui-même. Il convient de dire
cependant que l'on trouve relativement peu
de malades arrivant à exécuter convenablement cette médication, soit par la crainte
qu'ils ont de se blesser, soit parce qu'ils
mouchent rapidement, ou même avalent par
le naso-pharynx un tampon mal assujetti.

Il est à peine besoin d'ajouter, en terminant, que si l'une des cavités accessoires par-

ticipe au processus inflammatoire spécial, en
fournissant son contingent de sécrétion putride, on traitera cette lésion par des moyens
appropriés. Suivant les cas, on fera des lavages par l'orifice naturel pour les cellules
ethmoïdales antérieures, les sinus frontaux,
et sphénoïdaux et le sinus maxillaire lui-
même. Pour traiter ce dernier cependant,
la voie alvéolaire ou canine sera préférable
bien souvent. Il ne faut cependant pas ou-
blier qu'en faisant dans le tiers antérieur
du méat inférieur une ouverture suffisante
avec la pointe galvanique de préférence (procédé de Moure), on permettra souvent aux
malades un peu habitués à ces manœuvres
de se laver cette cavité accessoire.

Si l'on constate l'existence de caries de
nécroses, ou de fongosités fréquentes dans
les lésions de ce genre, on n'hésitera pas à
curetter la région ainsi atteinte, afin de supprimer le foyer suppurant.

Nous terminerons l'exposé de ce traitement en rappelant que l'état général du

malade fournira les indications sur les prescriptions qu'il conviendra de lui ordonner.

C'est ainsi que l'huile de foie de morue, l'arsenic, le fer et le quinquina, ou les diverses préparations iodées trouveront chacune leurs différentes indications.

De même une saison au bord de la mer, à la campagne ou dans une station thermale complétera utilement le traitement général et local.

II

CORYZA HYPERTROPHIQUE

Définition. — Sous le nom de coryza hypertrophique, nous étudierons une forme spéciale de dégénérescence de la muqueuse pituitaire, dont les éléments constitutifs s'accroissent en nombre et en volume.

Cette définition indique suffisamment que nous ne saurions comprendre sous la dénomination d'hypertrophique les simples gonflements, plus ou moins passagers, de la membrane de Schneider.

Fréquence, étiologie. — La dégénérescence de la membrane muqueuse du nez est relativement fréquente, et nous ne craignons pas de dire qu'elle constitue une des manières d'être des inflammations prolongées de cette région.

On l'observe surtout lorsque les causes du coryza chronique simple persistent longtemps ; on la rencontre aussi chez quelques sujets prédisposés par leur profession ou leur tempérament à subir ces sortes d'altérations.

Parmi les causes générales, on a successivement incriminé, le lymphatisme, l'herpétisme, l'arthritisme et la syphilis. « Lorsque le coryza existe depuis quelques mois chez les enfants scrofuleux, dit Morell-Mackenzie [1], on voit survenir un épaississement considérable de la muqueuse. »

L'hérédité paraît, d'après M. Fontanille [2], jouer un rôle assez important dans la pathogénèse de cette affection. « Certes, dit cet auteur, en présence d'un ascendant atteint

1. *Traité des maladies du nez.* Traduct. franç. par E. J. Moure et J. Charazac, Paris, 1887, p. 117.
2. *De la rhinite hypertrophique* (Thèse, Bordeaux, 1885).

de cette affection, on ne peut pas affirmer
que ses descendants en seront atteints, car
les exceptions sont nombreuses. Toutefois,
il n'en reste pas moins cliniquement prouvé
qu'il existe chez les descendants une certaine opportunité morbide à l'égard de cette
hyperplasie. » Je dois avouer cependant que
mon expérience ne confirme pas absolument
cette manière de voir plus théorique que
pratique.

Le sexe paraît avoir une influence médiocre sur le développement de l'affection,
que l'on rencontre également chez l'homme
et chez la femme.

L'âge, au contraire, aurait plus d'importance ; en effet, ce qu'on pourrait appeler le
premier stade de l'affection (gonflement durable de la pituitaire) est fréquent chez
l'enfant de 7 à 15 ans, tandis que la maladie confirmée s'observe de préférence
au-dessus de cet âge. Ce n'est pas que l'enfant soit absolument à l'abri de la maladie,
car on observe chez lui, tout comme chez

l'adulte, la véritable dégénérescence polypoïde de la muqueuse des cornets (inférieurs
en particulier). Mais, de même que les polypes muqueux des fosses nasales sont plus
rares dans l'enfance qu'au-dessus de 15 ans,
la même observation peut s'appliquer à
l'hypertrophie vraie de la pituitaire. Seul
le vieillard semble être à l'abri de ces sortes
de modifications pathologiques. Cette inno-
cuité due à l'âge avancé n'est, en réalité,
qu'apparente. En effet, lorsque le coryza
hypertrophique devient vieux, il fait place
à l'affection connue sous le nom de polypes
muqueux, dont il est en quelque sorte la
première manifestation. Dans d'autres cas,
le gonflement hypertrophique fait place, au
contraire, à la forme que nous avons déjà
étudiée sous le nom de coryza atrophique,
avec ou sans ozène.

Les conditions climatologiques ne peuvent
comme l'a dit Bosworth[1], avoir d'influence sur

1. *Diseases of the nose and throat*, vol. II. New-York,
1889.

le développement de la maladie elle-même. Il est certain que l'été et l'air sec apportent un soulagement momentané aux malades, tandis que l'air humide et en général l'hiver aggravent leur situation. Mais une fois l'hypertrophie constituée, le changement de climat est incapable de guérir le malade, il peut seulement lui procurer une amélioration passagère, suivant l'état hygrométrique de l'air.

Aujourd'hui que les examens des cavités nasales sont faits avec beaucoup plus de soin et de précision qu'autrefois, nous savons que le catarrhe dit des Américains est celui de tous les peuples, et de toutes les latitudes. C'est évidemment le défaut d'examen qui fait la rareté de certaines affections nasales dans telle ou telle contrée, et à ce point de vue encore, notre opinion concorde de tous points avec celle du Dr Bosworth, exprimée dans son livre (*loc. cit.*, p. 120, 121).

CAUSES LOCALES. — Sans nier l'importance des causes générales, il faut reconnaître que

les causes locales ont une valeur étiologique
bien plus considérable.

Faut-il considérer la grandeur exagérée
des orifices antérieurs du nez comme une
circonstance fâcheuse et admettre que la
pénétration trop facile et trop rapide de l'air
imprégné de vapeurs empoussiérées irrite la
pituitaire ? Le fait est évidemment possible,
mais on ne doit lui attribuer qu'une importance secondaire.

M. Bosworth discute longuement, dans
son traité des maladies du nez, l'influence
nocive de la fumée de tabac, à laquelle il
n'attache qu'une importance assez médiocre.
Il est certain que l'on rencontre le coryza
hypertrophique chez des sujets n'ayant jamais
fumé et que, par contre, ceux qui abusent
de le cigarette ne semblent pas être plus
exposés que ceux n'en faisant pas usage.

Tout autre est l'influence du tabac dit à
priser sur la membrane de Schneider. Ce
dernier produit, en effet, au début, une simple
excitation passagère qui se traduit par des

éternuements et une hypersécrétion assez abondante. Peu à peu, si les phénomènes d'irritation se répètent plusieurs fois par jour, la muqueuse se boursoufle, le gonflement, d'abord intermitent, finit par devenir définitif, et l'hypertrophie est alors constituée.

Il faut bien dire que l'on observe chez quelques priseurs endurcis les phénomènes opposés, c'est-à-dire une atrophie des glandes de la muqueuse ; mais, dans ces cas, rien ne prouve que cette lésion n'existait pas lorsque le malade s'est mis à priser, et s'il n'a pas contracté cette mauvaise habitude précisément pour faciliter l'expulsion du mucus desséché dans ses fosses nasales.

Presque toutes les personnes qui prisent du tabac cherchent par ce moyen à « dégager leur cerveau », espérant calmer par l'éternuement et un écoulement aqueux passager des céphalées ou névralgies tenaces.

L'examen méthodique des fosses nasales, venant expliquer les causes de bon nombre de ces migraines ou névralgies faciales, permet de faire justice de cette erreur, encore accréditée dans le public.

Les déviations et éperons de la cloison, la parésie des releveurs des ailes du nez, les végétations adénoïdes, et en général toute cause susceptible de gêner l'entrée de l'air dans cet organe, doivent être considérées comme susceptibles d'occasionner l'affection que nous étudions ici.

Pendant l'inspiration, la portion de la muqueuse située immédiatement en arrière du point obstrué subirait des diminutions de pression atmosphérique (Bosworth), d'où résulterait une turgescence anormale du tissu érectile recouvrant les cornets inférieurs en particulier. Peu marqué et passager au début, ce gonflement, à force de se répéter, arriverait à produire la dégénérescence de la muqueuse. A ce moment, l'occlusion de la fosse nasale peut être assez marquée pour que l'air ne puisse passer que du côté opposé, d'où suractivité fonctionnelle de la

cavité saine et peu à peu apparition d'une
lésion analogue.

Les causes habituelles du coryza aigu
doivent également entrer en ligne de compte,
car il est bien certain que la répétition fréquente de poussées inflammatoires suffit
pour faire apparaître les altérations définitives de la muqueuse qui caractérisent le
coryza hypertrophique.

A ce titre, il semblerait que plusieurs pro-
fessions, dans lesquelles les ouvriers sont
exposés à respirer des poussières ou vapeurs
irritantes devraient prédisposer à cette
affection. Les maçons, les mineurs, les
plâtriers, les chiffonniers, etc., en un mot
tous ceux qui travaillent au milieu d'une
atmosphère chargée de particules irritantes
seraient plus souvent atteints que les autres
et cependant l'expérience ne confirme pas
cette manière de voir. On rencontre chez
quelques-uns des coryzas chroniques simples
ou des inflammations plus graves, ulcéreuses même, véritables coryzas profession.

nels, mais assez rarement, en somme, la forme hypertrophique vraie.

L'aspiration d'eau fraîche (Beverley-Robinson), les douches nasales intempestives, doivent également figurer dans cette étiologie.

A côté des coryzas professionnels, nous devons ranger les inflammations chroniques de la pituitaire occasionnée par le passage et l'arrêt des poussières chez les vélocipédistes. Depuis que ce sport a fait chez nous de nombreux adeptes, nous avons eu l'occasion d'observer chez quelques sportsmen de véritables poussées congestives attribuables en partie à l'irritation locale due aux poussières, et en partie à la position des vélocipédistes, dont la face se congestionne aisément pendant cet exercice fait sans modération. Il n'est pas douteux que ces hyperémies, transitoires au début, n'arrivent à déterminer à la longue une véritable modification de texture de la muqueuse.

Citons encore l'action irritante de l'alcool,

chez les courtiers en vins ou en eaux-de-vie, comme étant susceptible d'enflammer chroniquement la pituitaire et d'en déterminer l'hypertrophie.

Nous avons vu dans bien des cas le coryza chronique et même l'hypertrophie durable de la pituitaire succéder à l'ablation de végétations adénoïdes (hypertrophie de l'amygdale pharyngée chez les adolescents n'ayant pas ou peu respiré par cette voie depuis leur enfance). Il n'est pas douteux que le passage de l'air, plus ou moins chargé de particules irritantes, et la suractivité fonctionnelle de la muqueuse deviennent alors le point de départ des phlegmasies assez intenses dont la dégénérescence finale de la muqueuse peut être l'expression.

Citons enfin, en terminant, les irritations indirectes telles que les excitations génitales, physiologiques ou provoquées (Joal); les affections utérines que nous avons vu, chez quelques malades, alterner avec des poussées congestives du côté des fosses nasales.

Il n'est pas douteux que la répétition fréquente de ces turgescences du tissu érectile, survenant chez quelques femmes au moment de chaque période cataméniale, et chez d'autres coïncidant avec des poussées de métrites catarrhales ou autres, puisse devenir le point de départ d'altérations définitives de la muqueuse pituitaire.

Nous avons observé avec le docteur E. Monod (de Bordeaux) un exemple de ce genre très typique. Il s'agit d'une jeune femme atteinte d'un coryza hypertrophique et de métrite catarrhale alternant l'un avec l'autre. En effet, à peine est-elle débarrassée de son affection nasale, grâce à des cautérisations galvaniques de la partie de sa muqueuse dégénérée, qu'elle voit son affection utérine apparaître intense et rebelle au traitement ordinaire. Après un mois ou deux de traitement, l'utérus s'améliore, et l'enchifrènement reparaît, la tuméfaction atteignant les points du tissu érectile qui n'ont point été détruits par les premières cautérisations. La malade nous fait remarquer elle-même cette alternance des deux affections, que mon collègue et moi avons déjà observée et qui mérite d'être mieux étudiée. Il est bon d'ajouter que notre malade est une nerveuse, sans avoir jamais eu de crises d'hystérie, ni d'autres manifestations.

Symptomatologie. — Nous aurons à distinguer les symptômes fonctionnels et objectifs.

a) SYMPTOMES FONCTIONNELS. — Le premier trouble dont se plaignent les malades atteints d'hypertrophie pituitaire est la gêne respiratoire, d'autant plus marquée que l'obstruction des conduits du nez est elle-même plus complète. Au début, l'enchifrènement est ordinairement passager, se manifestant sous l'influence de certaines causes occasionnelles telles que la digestion, la fatigue intellectuelle, les changements de température, surtout par les temps humides. Le passage du chaud au froid ou réciproquement suffit pour faire apparaître ce symptôme, que l'on observe également à la suite de fatigues, du froid aux pieds, etc., en un mot de toute cause déterminant la congestion céphalique elle-même.

Plus tard, alors que le mal est confirmé, la gêne respiratoire est constante, mais toujours un peu plus marquée par instant.

Odorat. — Cette occlusion de l'une ou de l'autre des fosses nasales, suivant que la lésion est uni ou bilatérale, entraîne à sa suite une série d'autres troubles fonctionnels, au nombre desquels figure en première ligne la diminution ou la perte de l'odorat. Cette anosmie passagère ou définitive, partielle ou complète, est généralement toute mécanique et facilement expliquée par l'impossibilité où se trouvent les particules odorantes d'arriver jusque sur la région olfactive de la muqueuse nasale. Ce symptôme est surtout accusé dans les cas où la lésion est antérieure, et occupe les deux fosses nasales, car si une

seule est atteinte, l'olfaction continuant
à se faire par le côté sain, le malade ne
s'aperçoit qu'exceptionnellement du trouble apporté à son olfaction du côté malade.

Enfin, dans les cas où la dégénérescence
de la muqueuse atteint le tiers antéro-supé-
rieur des fosses nasales, c'est-à-dire la région
olfactive, ce sens se trouve alors sérieuse-
ment compromis directement, par suite des
altérations portant sur les terminaisons nerveuses elles-mêmes.

Sensibilité tactile. — Non seulement la
sensibilité spéciale de la membrane du nez
est toujours modifiée à la période confirmée
de la maladie, mais la sensibilité tactile elle-
même est profondément altérée. L'attouchement des parties dégénérées provoque une
sensation un peu désagréable, mais non ces
réflexes intenses, éternuements, larmoie-
ments, douleurs même, que l'on détermine

en touchant une muqueuse saine. On constate même quelquefois une atténuation de la sensibilité assez marquée pour mériter le nom de véritable anesthésie. Il est de la plus haute importance pour bien contrôler l'existence de ce symptôme de ne toucher avec le stylet que les parties réellement hypertrophiées, sans titiller, au passage, les régions à peu près saines ou encore peu atteintes par le processus morbide.

Modifications de la voix, de la respiration. Troubles intellectuels. — Le trouble apporté à la respiration par le nez n'est pas sans avoir une influence sur le timbre de la voix. Suivant que l'occlusion nasale est plus ou moins complète, suivant aussi que l'obstacle siège en avant du nez ou en arrière, la forme de cette cavité de résonnance se trouve plus ou moins modifiée. Il en résulte un changement toujours appréciable dans la voix du malade. Cette dernière devient nasonnée, nasillarde ou sourde, comme éteinte, prenant le caractère décrit pour la première fois par M. Meyer à l'occasion de l'hypertrophie de l'amygdale pharyngée (végétations adénoïdes).

La respiration par le nez étant presque toujours impossible, ou dans tous les cas incomplète, il en résulte que le sujet atteint garde presque toujours la bouche ouverte, ce qui, dans les cas anciens, lui donne un aspect assez particulier, ressemblant, d'assez loin cependant, à celui des enfants porteurs de la lésion à laquelle nous venons de faire allusion. Toutefois, le coryza hypertrophique étant surtout une affection de l'adolescent et souvent de l'adulte, on n'observe pas ici les déformations osseuses du thorax, de la voûte palatine et de la face elle-même qui accompagnent les grosses végétations du naso-pharynx.

Si l'hypertrophie est unilatérale, le malade peut encore respirer suffisamment par le nez pour dormir la bouche fermée et ne pas trop ronfler, à la condition de se coucher du côté malade[1], mais lorsque la dégénérescence de la pituitaire est un peu prononcée, la respiration devient presque exclusivement buccale, surtout pendant le sommeil. Il en résulte une sécheresse toujours intense de la muqueuse buccale et du pharynx, au point que bien des porteurs de ces lésions avancées s'endorment avec une pastille dans la bouche pour tâcher d'adoucir cette fatigue et cet ennui. Il résulte de cette situation une irritation marquée de l'arrière-gorge.

« Il semble, ainsi que je l'ai déjà dit[2], que

1. Dans ces cas, ainsi que le dit Kohlrausch, le sang afflue dans la partie la plus déclive aux dépens de celle qui est la plus élevée; de cette sorte, la dilatation vasculaire passive, hypostatique, augmente le gonflement de la muqueuse dégénérée, laissant le côté opposé parfaitement libre. Si le malade se couchait sur le côté sain, c'est le contraire qui se produirait : la stase sanguine normale déterminant une augmentation de volume de la pituitaire (cornet inférieur en particulier), et le côté malade restant obstrué par le fait même de la dégénérescence de la muqueuse, le malade ne peut respirer par le nez qu'avec la plus grande difficulté, souvent même c'est par la bouche seule que passe l'air destiné aux poumons.

2. Moure E. J., *Manuel prat. des mal. des fosses nasales*, 2ᵉ édit., Paris, 1893.

les malades respirent avec une peine extrême
et sont toujours sur le point de suffoquer.

« Il n'est pas rare, lorsqu'il s'agit d'enfants,
que les parents viennent les réveiller pour
leur permettre de respirer un peu plus libre-
ment ; mais dès qu'ils reprennent leur sommeil, la même gêne reparaît aussi intense
que la première fois. Parfois même, la langue
vient se coller sur la voûte palatine, ou bien
elle se porte en arrière, fermant en partie
l'orifice glottique, et occasionnant alors de
véritables accès de dyspnée. »

Cette gêne respiratoire est bien plus prononcée si le temps est humide ou pluvieux
que si l'air est sec.

Les rêves, les cauchemars (Ot. Chiari) font
encore partie de la symptomatologie du
coryza hypertrophique.

Il faut citer aussi, parmi les symptômes
fonctionnels de cette rhynopathie, les troubles intellectuels variés, tels que diminution de la mémoire, impossibilité de
s'appliquer pendant longtemps et sérieuse-

ment à un travail quelconque. M. Guye
(d'Amsterdam) a décrit ce phénomène sous
le nom d'aprosexie. On le rencontre dans
tous les cas où il existe un obstacle prolongé
à la respiration par le nez. Il résulte très pro-
bablement des troubles apportés par ce fait
à la circulation cérébrale de la base et à la
congestion facile de cette région. Les malades se trouvent presque constamment dans
la situation que nous connaissons tous par
expérience, c'est-à-dire cet état spécial, dit
d'abrutissement, du coryza aigu. Il coïncide
précisément avec le moment où l'enchifrènement est extrême et souvent la sécrétion
peu abondante.

Troubles auriculaires — Les troubles de
l'ouïe s'observent particulièrement dans les
cas où l'hypertrophie porte sur la partie
postérieure des cornets. Il n'est pas rare
alors de voir les lèvres des trompes d'Eus-
taches elles-mêmes tuméfiées et dégénérées
au point d'arriver à simuler de véritables
polypes du naso-pharynx. Dans un cas

observé par Jurasz (d'Heidelberg) (communi-
cation orale), l'hypertrophie de cette région
était telle que les deux lèvres postérieures
des trompes dégénérées formaient deux
tumeurs, se croisant sur la ligne médiane et
obstruant l'orifice postérieur des fosses nasales. Assez souvent depuis cette époque,
nous avons rencontré le gonflement polypoïde de cette région. Quoi qu'il en soit, si
le coryza hypertrophique est limité aux cornets, l'organe de l'ouïe en subit le contre-
coup, et c'est souvent pour les symptômes
auriculaires que le malade vient consulter
son médecin.

Ce sont des bourdonnements qu'il com-
pare au bruit du coquillage, de la mer ou
du vent dans les feuilles, de la surdité intermittente d'abord, aggravée par les temps
humides, puis une sérieuse diminution constante de l'ouïe.

Lorsque le malade parle, il entend fortement résonner sa voix dans l'intérieur
de sa tête, il s'entend parler plus fort que

d'habitude, il a, en un mot, cette exagération de la résonnance désignée sous le nom d'autophonie.

Veut-on examiner l'état de son ouïe, on constate que si la perception du son par les os du crâne est conservée, les sons graves sont moins bien entendus par la voie aérienne du côté le plus atteint, tandis que le malade perçoit les sons les plus aigus. A l'examen des oreilles, les deux tympans sont déprimés, ils sont un peu rosés, souvent adhérents en certains points de la caisse, lorsque la maladie a duré un certain temps. Il n'est pas douteux dans ces cas que l'obstruction mécanique des trompes d'Eustache, n'ait occasionné peu à peu un catarrhe tubaire d'abord, puis une otite moyenne catarrhale (forme humide) ensuite, dont les synéchies dans la caisse sont les lésions caractéristiques. C'est le nez qui a débuté, mais plus tard l'organe de l'ouïe est devenu malade pour son propre compte.

Troubles réflexes. — Nous terminerons

l'exposé des symptômes fonctionnels par les troubles survenant sur des organes plus ou moins éloignés des cavités malades, troubles désignés, pour ce motif, sous le nom de réflexes.

Il est nécessaire d'observer tout d'abord, avec M. Moldenhauer[1], que certains d'entre eux s'expliquent très bien directement par le fait même de la lésion nasale, sans qu'il soit besoin d'invoquer une action réflexe. C'est ainsi que les céphalées frontale, sus-orbitaire ou occipitale trouvent leur explication naturelle dans les altérations de la pituitaire rencontrées dans ces cas.

Le larmoiement, quelques bourdonnements sont la conséquence directe de l'obstruction passagère ou définitive du canal nasal ou des trompes d'Eustache.

Tout autres sont les spasmes glottiques (Ruault) ou bronchiques (asthme), les névralgies faciales rebelles, les vertiges, les

---

1. *Traité des malad. des fosses nasales*, traduit par M. Potiquet. Paris, 1888.

accès d'épilepsie même (Löwe, Schneider, etc.), des tics douloureux de la face
(Pethelson), de la chorée, etc., que l'on
observe chez quelques malades nerveux, et
par ce fait un peu excitables et prédisposés
à ces sortes de troubles dits réflexes. Nous
nous bornerons à signaler cet ensemble de
symptômes, car il n'appartient pas spécialement au coryza hypertrophique. Comme il
se rencontre dans bon nombre d'autres rhinites chroniques ; nous n'avons pas à en discuter la pathogénie que les travaux de
M. François Frank[1] ont largement contribué
à éclairer d'un jour nouveau.

Sécrétion. — La sécrétion est extrêmement variable comme qualité et comme
quantité ; souvent visqueuse, épaisse au dé-

---

1. Signalés il y a plusieurs années par Trousseau, Vol-
tolini et B. Frankel, ces troubles réflexes ont surtout été
mis en lumière par Herzog, Hack et Sommerbrodt en
Allemagne (1884) et par M. Joal en France (1882). Depuis
cette époque, les travaux publiés sur la question, tant en
France qu'à l'étranger sont extrêmement nombreux. (Voir
Manuel prat. des mal. des fosses nasales, du Dr J. Moure,
Paris, 1893, p. 367 et suiv.)

but, elle est d'autresfois séreuse, abondante,
s'écoulant par véritables accès de rhinorrhée;
muco-purulente d'autres fois, surtout chez
les enfants, elle est, dans ces cas, le prélude
non du type du coryza hypertrophique vrai,
mais au contraire de la forme atrophique
dont l'ozène sera très souvent le symptôme
dominant. C'est la rhinite improprement
appelée hypertrophique que Fränkel avec
quelques autres auteurs a dit être le premier stade du coryza ozénateux. Il ne s'agit
pas en effet d'hypertrophie vraie, mais d'un
simple gonflement plus ou moins considérable et plus ou moins durable. Dans cette
forme, la sécrétion est toujours abondante,
épaisse, d'odeur fade au début, puis, se con-
crétant peu à peu sous la forme de croûtes,
lorsque le mal continue à progresser.

Au contraire, dans les cas où la dégénérescence de la muqueuse s'établit, la sécrétion devient de plus en plus rare, au point
que si l'obstruction nasale est complète, la
sécrétion est à peu près nulle. Plus l'en-

chifrênement est marqué, plus il est durable, moins le mucus nasal est abondant. En résumé, la sécrétion, de nature variable et plus ou moins abondante au début, arrive peu à peu à diminuer, puis à disparaître presque complètement dans le stade de l'hypertrophie confirmée. Les malades font bien des efforts pour se moucher, espérant ainsi débarraser leurs fosses nasales et rendre leur respiration plus facile, mais ils expulsent à peine une petite quantité de mucus sans modifier en rien leur situation respiratoire. Si la sécrétion est muco-purulente et abondante, on est dans la généralité des cas autorisé à penser qu'elle vient non des fosses nasales proprement dites, mais de l'une des cavités accessoires qui déversent leur contenu dans leur intérieur[1].

---

1. Nous savons qu'une hypertrophie limitée autour de l'un des orifices visible à l'examen rhinoscopique (sous-maxillaire ou frontal) est encore un signe présomptif en faveur de cette hypothèse que nous ne pouvons envisager ici sans sortir du cadre que nous nous sommes tracé.

b) SYMPTÔMES OBJECTIFS. — Les différents symptômes que nous venons de décrire sont loin de caractériser, même dans leur ensemble, l'affection qui nous occupe. On les observe dans tous les cas où il existe un occlusion nasale quelconque (corps étrangers, polypes muqueux, tumeurs variées, etc.); aussi est-il nécessaire de compléter l'examen du malade par la rhinoscopie antérieure et postérieure.

En appliquant le spéculum nasi une fois les ailes du nez écartées et la cavité éclairée avec le réflecteur frontal, on observera les lésions différentes suivant le stade et le siège de la maladie.

Nous allons passer successivement en revue les diverses parties qui font saillie dans les cavités du nez.

Cornet inférieur. — Ce qui frappe tout d'abord, c'est le cornet inférieur, dont le volume est tel, dans bien des cas, qu'il masque complètement le champ visuel, effaçant les méats inférieur et moyen. Suivant que son

volume est plus ou moins considérable, on
le voit appuyer sur la cloison et sur le plan
cher du nez, ayant une forme arrondie, lisse,
unie à sa surface, de couleur rosée, ou même
rouge parfois, mais le plus souvent gris
rosé, sale, ayant une certaine analogie comme
aspect avec les polypes muqueux de l'entrée
du nez, exposés, comme on le sait, à des
frottements répétés. Dans cette forme, que
nous pourrions appeler lisse, le cornet inférieur a plus que triplé de volume, il ressemble à une véritable cerise allongée, pâle
et décolorée. Il est sujet à quelques variations
de volume suivant les divers moments de la
journée, et suivant que le tissu érectile est
plus ou moins dilaté. Néanmoins, dans les
moments les plus favorables, il ne reprend
jamais ses dimensions normales, jamais la
respiration par le nez ne se rétablit complètement. C'est là, du reste, une des caractéristiques du coryza hypertrophique que nous
étudions; c'est là aussi un signe qui le dis-
tingue des autres rhinites congestives, dans

lesquelles l'occlusion nasale, excessive par moment, redevient nulle dans d'autres, sans aucune intervention thérapeutique active. Tel est le cas des malades atteints de la fièvre des foins, qui, bien portants pendant les trois quarts de l'année, voient à certaines époques (printemps ou automne et par périodes, le printemps, etc.), leurs fosses nasales s'obstruer et la sécrétion augmenter dans des proportions vraiment considérables. Si la muqueuse du cornet inférieur hypertrophié a souvent dans ses deux tiers antérieurs cet aspect lisse et uni que nous venons de décrire, il n'en est pas toujours ainsi.

Dans bien des cas, en effet, ce volute prend une forme mamelonnée le faisant ressembler à une tumeur formée de masses inégales, ayant chacune, prises à part, un aspect lisse et uni. Les saillies sont tantôt arrondies, donnant à la muqueuse un aspect muriforme; dans d'autres cas, elles sont allongées, semblables à des feuillets de muqueuse épaissie accolés les uns aux autres. Le cornet ainsi dégénéré ressemble à une portion du cervelet, ayant une teinte plus ou moins rougeâtre, généralement peu foncée.

Très souvent il suffit de relever simplement la pointe du nez en haut et en arrière pour apercevoir la portion ainsi atteinte que l'on prendrait volontiers de prime abord pour un polype ordinaire. Nous verrons au diagnostic les moyens d'éviter cette erreur.

Très souvent, au lieu d'être antérieure, l'hypertrophie est postérieure ; dans ces cas, la coloration de la muqueuse est plus pâle, d'un gris terne, à peine rosée, sa surface est comme chagrinée ; dans les cas légers, tomenteuse, mamelonnée, ayant tout à fait l'aspect d'une framboise, avec des saillies très accusées dans les formes confirmées. Ces végétations polypoïdes de la partie postérieure du cornet inférieur sont assez volumineuses parfois pour déborder en dehors des choanes, combler l'orifice des trompes d'Eustache, toucher le voile du palais et le pharynx. Michel dit même avoir vu ces

deux extrémités être assez grosses pour
arriver au contact et même se croiser en
arrière de la cloison osseuse (vomer).

L'aspect rhinoscopique postérieur chan-
gera avec le degré de la déformation et suivant aussi qu'elle occupera un seul côté ou
les deux à la fois.

Ces dégénérescences de la partie postérieure peuvent exister en même temps que
celles de la partie antérieure ou bien être
seules, le reste de la muqueuse étant simplement tuméfié, un peu épaissi, mais non dégénéré. Il en résulte que les lésions de la
région postérieure sont visibles chez quelques malades par la rhinoscopie antérieure,
tandis que, chez d'autres, il faut nécessaire-
ment appliquer le miroir pour les découvrir.
Pour faire l'inspection par les fosses antérieures, il est nécessaire de badigeonner la
muqueuse du cornet inférieur, avec la solution cocaïnique au dixième. Cette dernière
ayant pour effet, non seulement d'anesthé-
sier la région, mais surtout de réduire le

tissu pituitaire à son volume minimum. De cette sorte, la muqueuse venant s'accoler aux cornets osseux ou à la cloison qu'elle moule exactement, il en résulte un élargissement notable des cavités nasales (méats), et par conséquent une facilité plus grande d'éclairer le fond du nez. D'un autre côté, ce badigeonnage à la cocaïne a l'immense avantage de ne réduire que les portions de la muqueuse tuméfiées, et non les parties dégénérées, hypertrophiées, qui se détachent alors d'une façon nette et précise. Il faut reconnaître cependant que l'éclairage de l'arrière-nez par les narines antérieures exige une certaine pratique de la part de l'opérateur; aussi conseillons-nous aux praticiens peu familiers avec ces manœuvres de confirmer l'inspection antérieure par la rhinoscopie postérieure qui sera faite de la manière suivante :

Rhinoscopie postérieure. — Il sera préférable, si l'on est peu expert dans ces sortes de manœuvres, de pratiquer au préalable l'anesthésie de la région naso-pharyngienne et de l'arrière-gorge, soit en pulvérisant sur ces parties de la muqueuse une solution de chlorhydrate de cocaïne au dixième ou au cinquième, soit en badigeonnant ces régions avec un tampon d'ouate imbibée de ces mêmes solutions. On peut aussi, comme le conseille Moritz Schmidt, insuffler dans l'arrière-nez gros comme un pois de cocaïne et sucre de lait pulvérisés et mélangés à parties égales. Si le voile du palais tend à venir s'accoler au pharynx, il pourra être utile de faire usage du releveur (fig. 17 du manuel, p. 32) *ad hoc*, qui obviera à cet inconvénient.

La partie à examiner étant ainsi préparée, l'observateur se placera au devant du sujet à examiner qui aura la tête légèrement inclinée en avant; la langue étant abaissée sur le plancher de la bouche avec un abaisse-langue, on introduira en arrière de la luette un petit miroir rhinoscopique dont la surface regardera successivement en haut, en avant et sur les côtés.

C'est par une succession d'images et par leur rapprochement que l'on arrive ordinairement à avoir une vue d'ensemble de la cavité naso-pharyngienne. Nous ne pouvons étudier ici, sans sortir de notre cadre, les divers procédés qui rendent cette inspection plus simple et plus facile, les obstacles qui la compliquent dans quelques cas, pas plus que nous n'avons à décrire l'aspect des parties normales ainsi examinées. Nous ne pouvons à cet égard que renvoyer aux traités spéciaux qui exposent cette technique dans tous ses détails.

Cet examen permettra de reconnaître l'existence de ces saillies grisâtres, de volume variable que nous avons déjà décrites.

Dans les formes anciennes de coryza hypertrophique, la muqueuse du cornet inférieur tout entière revêt l'aspect polypoïde, papillaire, au point que bien des auteurs, Hopman entre autres, ont cru voir de véritables papillomes. Ce n'est plus, en effet, une tumeur lisse, plus ou moins unie, que l'on a

sous les yeux, mais de véritables néoplasies
grisâtres, en chou-fleur, pédiculées ou non, et
faisant corps avec le cornet inférieur dans
la grande généralité des cas.

L'attouchement avec le stylet révèle la diminution notable de la sensibilité tactile de
la région, il démontre aussi le siège exact
de la dégénérescence.

Cornet moyen. Cloison. — Ces diverses
altérations peuvent également siéger sur le
cornet moyen et sur la cloison, voire même
sur la partie de la muqueuse qui recouvre
le plancher du nez. Dans ces cas, sauf sur
cette dernière région, l'aspect des parties
hypertrophiées ne ressemble pas toujours à
celui que nous venons d'exposer en parlant
du cornet inférieur. L'hypertrophie du cornet moyen est plus pâle, presque toujours
lisse ; c'est l'aspect polypoïde, presque le
myxome lui-même que l'on retrouve. Dans
la région antérieure, la muqueuse paraît
comme œdématiée, et décollée du tissu
osseux sous-jacent. Elle est muriforme par-

fois, mais les saillies sont moins volumineuses, plus arrondies, ressemblant davantage aux myxomes vrais que dans les cas précédents ; on les rencontre surtout dans les hypertrophies de la région postérieure.

Existant seule ou en même temps que les lésions analogues du cornet inférieur, elles contribuent, elles aussi, à obturer les méats moyens, ainsi que l'espace libre existant entre le septum et le cornet moyen.

C'est dans cette forme de coryza hypertrophique que les céphalées frontales ou occipitales sont fréquentes, par suite du gonflement des orifices des conduits faisant communiquer les cavités accessoires avec les fosses nasales.

Les dégénérescences de cette région sont visibles à l'examen rhinoscopique antérieur, mais celles de la partie postérieure ne peuvent être reconnues qu'avec le miroir rhinoscopique. On comprend aisément combien pourront être variables ces sortes de lésions, suivant qu'elles seront à des stades diffé-

rents de leur évolution, qu'elles existeront
sur un seul point de la muqueuse ou sur
toute la longueur d'un ou de plusieurs cornets, et suivant enfin qu'elles seront uni ou
bilatérales. Il est bon d'ajouter qu'elles sont
très rarement à la même période de leur développement des deux côtés. Presque toujours une fosse nasale est atteinte, tandis
que celle du côté opposé est à peu près in-
demne ou offre des altérations encore limitées et au début de leur évolution.

Lèvres de la trompe. — Nous avons déjà
fait allusion aux hypertrophies de la muqueuse qui tapisse les lèvres de la trompe
d'Eustache. Nous y reviendrons pour dire
que c'est généralement sur la lèvre postérieure que la dégénérescence est le plus marquée. Cette paroi est ordinairement un peu
inégale, comme bosselée, sans toutefois offrir
une apparence muriforme bien nette. Variable comme volume, l'hypertrophie peut
atteindre des dimensions considérables au
point de venir toucher la partie postérieure

du septum nasal, et obstruer en partie l'orifice choanal (orifice postérieur du nez). La coloration de cette muqueuse dégénérée est habituellement un peu plus accentuée que celle de la partie postérieure des cornets ou de la cloison nasale.

Plancher du nez. — L'hypertrophie atteignant la muqueuse qui tapisse le plancher des fosses nasales est ordinairement limitée au tiers antérieur de cette cavité suivant le degré qu'elle atteint ; elle efface et comble plus ou moins le méat inférieur, qui se trouve toujours rétréci, par suite de la dégénérescence de la muqueuse tapissant l'angle dièdre formé par le plancher et la base du septum cartilagineux ou osseux. La coloration de la région est rosée, sa surface un peu inégale, formée de petites saillies mamelonnées, arrivant dans quelques cas assez rares jusqu'à simuler la dégénérescence papillaire.

Marche. Durée. Terminaison. — La marche du coryza hypertrophique est essentiellement lente, surtout dans sa période du début, qui souvent passe inaperçue. En effet, tant que la maladie est à la période que l'on pourrait appeler congestive, les troubles qu'elle occasionne sont essentiellement différents, suivant que la muqueuse est en érection ou au contraire qu'elle a son volume normal. L'enchifrènement, les altérations nasales consécutives et autres symptômes ne deviennent persistants que lorsque l'hypertrophie est confirmée. Arrivé à cette période de son développement, le coryza n'a aucune tendance à disparaître par lui-même; bien au contraire, la dégénérescence s'accentuant de plus en plus, les malades arrivent à avoir de véritables tumeurs empêchant peu à peu le passage de l'air par les seules fosses nasales.

Ainsi qu'il est facile de le prévoir, la durée du coryza hypertrophique est à peu près illimitée ou tout au moins subordonnée au traitement.

L'affection se termine donc par la formation de véritables polypes et l'occlusion des cavités nasales ou par la guérison, suivant que l'on a enrayé la marche progressive du mal ou qu'il a été abandonné à lui-même. Toutefois, c'est par années qu'il faut compter avant que la dégénérescence n'atteigne ces limites extrêmes auxquelles nous venons de faire allusion. Relativement rare chez les enfants, cette forme se rencontre plus particulièrement à l'âge adulte. D'autre part, l'hypertrophie une fois constituée peut se maintenir longtemps au même degré, sans que l'on constate de changement notable.

Complications. — Les complications les plus fréquentes sont les inflammations de voisinage résultant de l'obstruction partielle ou totale, passagère ou permanente des premières voies aériennes. A ce titre, le pharynx nasal est souvent le premier atteint, et presque aussitôt le pharynx buccal et l'arrière-gorge tout entière participent à l'inflammation des voies nasales. La nécessité où se trouve le

malade de respirer par la bouche rend ces
muqueuses très sensibles à l'action nocive
des agents extérieurs, d'où l'influence fâcheuse exercée par le coryza hypertrophique
sur la membrane de la gorge, du larynx, voire
même sur l'appareil broncho-pulmonaire.

Nous ne citerons ici que pour mémoire les
troubles oculaires (larmoiement, etc.), et
auriculaires qui forment le cortège sympto-
matique de l'affection qui nous occupe.
Parmi les complications assez fréquentes,
nous nous bornerons à rappeler les troubles
nerveux désignés sous le nom de névroses
réflexes d'origine nasale auxquels nous avons
déjà fait allusion (voir p. 156). Ce sont des
migraines, névralgies faciales variées dont
l'existence s'explique tout naturellement
par le gonflement de la muqueuse nasale,
au pourtour des orifices des cavités accessoires ou dans ces cavités elles-mêmes, sans
qu'il soit besoin d'imaginer un phénomène

1. *Arch. de physiol.*, juillet 1889.

réflexe. Tels sont encore les troubles survenant du côté d'organes ou d'appareils en
apparence éloignés des fosses nasales (poumons, cœur, cerveau, etc.). Il nous suffira, au
sujet de ces troubles réflexes dont on a un
moment exagéré l'importance (Ruault,
Moure), de rappeler ici les expériences
de M. François Frank, expériences que la
clinique confirme pleinement. Connaissant
l'hyperexcitabilité réflexe de la pituitaire,
cet auteur a essayé de reproduire expéri-
mentalement un certain nombre de symptômes par l'irritation localisée de la pituitaire enflammée. Il a pu de cette manière
provoquer l'éternuement, la rhinorrée séreuse, la toux sèche, quinteuse, spasmodique
même, le spasme bronchique ou véritable
accès d'asthme, enfin des troubles cardiaques,
tels que ralentissement du cœur et autres
réactions vaso-motrices. Ces divers troubles
que l'expérience physiologique fait apparaître s'observent en clinique chez quelques
malades atteints de coryza hypertrophique.

Au moment où le tissu caverneux des cornets entre en érection, où la tuméfaction augmente, il n'est pas rare de voir survenir l'un des troubles réflexes que nous venons d'indiquer. Mais, avec M. Ruault, nous pensons que, pour faire naître ces accidents, il faut une prédisposition spéciale du sujet, un tempérament dit nerveux, car n'a pas de réflexes qui veut.

Le coryza hypertrophique est une des formes d'inflammation de la membrane de Schneider dans lesquelles on rencontre plus particulièrement ces sortes de névroses, pendant la période initiale que l'on pourrait appeler congestive.

Diagnostic. — Le diagnostic du coryza doit être fait au début dans les rhinites congestives et plus tard dans les polypes muqueux et les tumeurs papillaires.

Rhinites congestives. — Dans le coryza chronique simple, ordinaire, accompagné de gonflement passager de la pituitaire, le fait même de l'intermittence des symptômes permet d'éloigner l'idée d'une hypertrophie vraie. Si on pratique l'examen rhinoscopique pendant que le malade est sous le coup d'une de ces poussées congestives, alors que les cornets tuméfiés comblent les espaces occupés normalement par les méats, le meilleur moyen de trancher la question sera de badigeonner la pituitaire avec la solution cocaïnique formulée comme suit :

> Chlorhydrate de cocaïne. . . .   1 gr.
> Glycérine pure. . . . .   2 —
> Eau distillée . . . .   8 —

Sous cette influence, on voit la muqueuse tuméfiée se rétracter complètement, tandis que les points déjà atteints de dégénérescence hypertrophique conservent un développement d'autant plus exagéré que la lésion est plus ancienne et avancée.

Tumeurs myxomateuses et papillaires. — Dans les cas où la surface des cornets inférieurs est très augmentée de volume poly-

poïde même et comme pédiculée, il arrive fréquemment que cette lésion soit confondue
avec les polypes muqueux, dont elle offre
de prime abord quelques-uns des caractères
macroscopiques. L'erreur est d'autant plus
facile pour un œil peu exercé à cette sorte
d'examen, que souvent l'hypertrophie occupe les deux fosses nasales, formant alors
deux tumeurs à peu près symétriques obstruant les cavités inférieures de l'entrée des
narines.

Les polypes muqueux sont cependant plus
lisses; plus unis à leur surface, leur coloration est pâle, plutôt gris-jaunâtre que rosée.
Leur consistance est celle de la gélatine; très
souvent on retrouve un fin lacis vasculaire
se ramifiant sur la petite pellicule qui les
recouvre. Enfin ils ressemblent bien aux
polypes marins gélatineux trouvés sur le
bord de la mer. De plus, les polypes muqueux sont toujours pédiculés; ils naissent
du méat moyen, et il est facile, soit en
faisant souffler le malade par le nez, soit en

cherchant le point d'implantation avec le stylet, de reconnaître et la mobilité de ces néo-
plasmes et leur point d'implantation en
dehors du cornet inférieur.

Les dégénérescences papillaires de la pituitaire ressemblent presque de tous points
aux papillomes vrais, et ont même été bien
souvent confondues avec eux.

C'est même à cette analogie apparente
qu'il faut attribuer l'erreur de quelques
praticiens ayant décrit les papillomes vrais
comme étant des tumeurs fréquentes dans
le nez, alors que nous savons parfaitement
aujourd'hui combien, au contraire, elles
sont rares. MM. les D\ Noquet et Lacoarret
ont très bien fait ressortir ce fait dans leur
travail sur les dégénérescences papillaires
des fosses nasales. Ce n'est guère que le microscope qui permette de trancher nettement la question, car l'aspect de la lésion est
très sensiblement le même dans les deux cas.

Le microscope, au contraire, révèle la nature myxomateuse des hypertrophies mu-

queuses, tandis que la structure anatomique
des papillomes les rapproche considérablement (Cornil et Ranvier) des simples bour-
geons charnus.

Déviations. Éperons. Ostéomes. — Nous
ne parlons que pour mémoire des saillies
de la cloison cartilagineuse ou osseuse, et des
ostéomes ou enchondromes des fosses nasales dont le siège, la forme et surtout la
dureté ligneuse ne permettent guère la confusion avec le coryza hypertrophique.

Pronostic. — D'une manière générale
on peut dire que le pronostic de l'affection
est bénin; toutefois, d'après l'énoncé des
complications susceptibles d'accompagner
cette lésion, nous devons faire des réserves
sur la gravité de quelques-unes d'entre elles.
Il est certain que lorsque la gêne respiratoire
par le nez est assez grande pour que le malade ne puisse plus se servir de cet organe,
les bronches et les poumons se trouvent dans
des conditions d'infériorité évidente, les plus

aptes à subir le contre-coup des changements brusques de température.

La respiration exclusivement buccale constitue, nous le savons, un type absolument mauvais, tant au point de vue de la nutrition pulmonaire qu'à celui de la résistance dans l'effort.

Il faut bien ajouter que si le malade veut faire traiter son affection, cette dernière est curable dans toute l'acception du mot, puisqu'il est toujours possible de rétablir plus ou moins la respiration par le nez. Seules certaines complications invétérées (otites moyennes chroniques, rétrécissements des trompes d'Eustache, etc.) pourraient persister après la guérison de la rhinite hypertrophique qui aurait déterminé leur apparition.

Anatomie pathologique. — A l'examen clinique, nous avons déjà dit que l'hypertrophie de la membrane de Schneider avait un aspect globuleux, lisse et uni à sa surface dans quelques cas, tandis que dans

d'autres elle se présentait sous la forme de
saillies verruqueuses papillaires, formant
des mamelons irréguliers, aussi bien dans la
partie antérieure que postérieure des fosses
nasales. A l'œil nu, ces saillies en choux-
fleurs ressemblent à de véritables papillomes,
avec lesquels bon nombre d'auteurs les ont
du reste confondus. Il suffit, en effet, de lire le
travail de MM. Lacoarret et Noquet (1) sur ce
sujet pour reconnaître que la plupart des pré-
tendus papillomes rapportés par quelques praticiens étaient de simples hypertrophies papillaires. Si l'examen histologique seul peut
lever tous les doutes, il est bon de se rappeler
aussi que les vrais papillomes sont des tumeurs rares dans les fosses nasales. Le microscope montre dans ces cas l'existence d'un
véritable néoplasme, tandis que dans l'hypertrophie simple la muqueuse conserve
ses éléments normaux plus ou moins volumineux. Il faut bien savoir aussi qu'une

1. *Revue de laryngol.* etc., 1er juillet, 15 septembre et
1er octobre 1889.

erreur de diagnostic serait peu préjudiciable au malade, puisque le traitement devrait être le même dans les deux cas.

Traitement. — Le traitement sera avant tout local. En effet, une fois que la dégénérescence de la muqueuse est un fait accompli, il ne sert à rien de supprimer la cause ayant pu déterminer l'apparition de cette modification pathologique. Tout au plus arriverait-on ainsi à éviter l'aggravation du mal sans parvenir à le guérir; aussi n'insisterons-nous pas sur le traitement prophylactique, qui resterait ici sans effet apparent.

Période de début. — Si l'on voit le malade tout à fait au début de l'affection, alors que l'hypertrophie tout en surface est légère, et que l'on assiste surtout à l'apparition de ces poussées congestives prélude à peu près inévitable de la dégénérescence, on pourra essayer le traitement médical, et à cet effet les lavages à l'eau tiède (de 25° à 30°) alcalinisée, la douche nasale (douche de

Weber) sera un bon moyen pour combattre
la phlegmasie du début.

Le bicarbonate ou le borate de soude, le
chlorate de potasse ou de soude, et surtout
le sel marin à la dose d'une cuiller à café
par demi-litre d'eau tiède, pourraient être
successivement en usage. L'acide borique ou
quelques substances astringentes (tannin et
alun), et particulièrement l'acéto-tartrate
d'alumine recommandé par Schæffer, employés à la même dose que les poudres alca-
lines, seront également de bons topiques à
cette période. Ces mêmes médicaments pourront être employés en pulvérisations faites à
l'aide de petits pulvérisateurs spéciaux, qui
auront l'avantage de diffuser beaucoup
mieux à la surface de la pituitaire les médicaments employés. J'avoue préférer de beaucoup ce moyen à l'emploi des poudres, qui
ont l'inconvénient grave d'irriter la muqueuse
et de produire rapidement une hypersécrétion
qui les fait bientôt rejeter de la surface où
on les a déposées.

Tout au plus accorderai-je quelques faveurs aux poudres antiseptiques (iodoforme menthol, aristol) ou caustiques (mélange de nitrate d'argent et de sucre), qui agissent d'une manière plus spéciale sur la membrane qui tapisse les fosses nasales.

Voici quelques formules pouvant convenir à cet usage :

POUDRE ANTISEPTIQUE

Menthol pulvérisé. . . .   0,10 centigr.
Sucre pulvérisé . . . . }
Iodoforme pulvérisé . . } āā 5 grammes.

POUDRE CAUSTIQUE

Nitrate d'argent pulvérisé. 0,50 cent.
Sucre pulvérisé. . . . . . 5 grammes.

Mais j'avoue, ainsi que je le disais plus haut, préférer à ces topiques pulvérulents les solutions avec :

Menthol . . . . 2 grammes.
Iodoforme pulvérisé. . . 3 grammes.
Huile d'olive ou de vase- }
line stérilisée. . . . . } 15 grammes.

Les pomades constituent encore d'excellents topiques qui diminuent et la sécheresse et le gonflement inflammatoire de la membrane de Schneider. Voici une bonne formule que nous recommandons assez volontiers :

POMMADE AVEC

Chlorhydrate de cocaïne de.   0,25 à 0,40 cent.
Menthol. . . . .   0,05 à 0,15 cent.
Acide borique . . . .   1 cent.
Vaseline. . . . .   15 cent.

Si le menthol provoque un peu d'irritation des narines, il est facile de la supprimer ; le salol est ordinairement très mal supporté et détermine de l'érythème (Cartaz).

Ou si on désire faire usage de caustiques, le nitrate d'argent ou l'acide chromique dissous dans de l'eau en solution, plus ou moins étendue, suivant l'effet cherché, conviennent très bien.

Dans les cas où le mal est plus ancien et la dégénérescence accomplie, si la muqueuse est encore simplement rugueuse, mais non polypoïde, on pourra user de cautérisations plus énergiques. Ces dernières seront faites, suivant les cas, soit avec l'acide trichloroacétique promené sous forme de raies, avec le stylet, à la surface de la pituitaire, soit avec l'acide chromique cristallisé, employé d'après le procédé préconisé par MM. Fränkel et Hering. Cette méthode consiste à fondre, à l'extrémité d'un stylet métallique ou de verre, une parcelle de cristal chromique que l'on chauffe légèrement sur un bec de gaz ou une lampe à alcool. Sous l'influence de la chaleur, le caustique ne tarde pas à se fondre, crépitant légèrement et venant former une masse épaisse et gluante d'un brun foncé, qui se fige rapidement sur l'un des bords ou à l'extrémité du porte-caustique, suivant la manière dont le liquide a été dirigé par l'opérateur. Une fois refroidi, l'acide ainsi fondu forme une petite croûte rouge brique, tout à fait comparable à la préparation inflammable que revêtent les allumettes dites suédoises. Il est utile d'ajouter que si la chaleur a été trop vive ou trop prolongée, le cristal est alors transformé en un véritable charbon noirâtre ou verdâtre, friable et dépourvu de toute action caustique.

Il s'est formé alors un hyperoxyde chromique, et l'opération est à refaire.

Lorsque le caustique a été bien préparé, d'après les données que nous venons d'exposer, il suffit de tracer sur la muqueuse une ou plusieurs raies parallèles antéro-postérieures, suivant la direction du cornet à réduire. On voit alors la partie touchée prendre immédiatement une teinte gris jaunâtre, s'élargissant peu à peu au point que si les raies sont un peu rapprochées, elles deviennent rapidement confluentes.

Il est bon, une fois la cautérisation terminée, d'enlever l'excès d'acide déposé sur la pituitaire en faisant renifler au malade un peu d'eau tiède alcalinisée avec du borax, du bicarbonate de soude, ou du sel marin.

Comme l'a fait remarquer M. Hering, en exposant ce procédé, ce mode de cautérisa-

tion n'est nullement douloureux, et l'on peut
même l'employer sans cocaïner d'abord la
région sur laquelle on veut agir. Si très souvent on fait usage de l'anesthésie locale,
c'est simplement pour utiliser l'action rétrac-
tile de la cocaïne.

Le nitrate d'argent fondu à l'extrémité
d'un stylet a également été recommandé
comme succédané de l'acide chromique,
mais son action est beaucoup plus légère et,
disons-le, beaucoup trop superficielle pour
traiter les hypertrophies vraies de la membrane de Schneider.

A l'exemple de Bosworth, nous pensons
que les injections sous-muqueuse d'ergotine
(de Blois) ou d'acide phénique (Henderson)
sont douloureuses et d'un effet douteux. De
plus, elles ne sont pas toujours faciles à pratiquer.

L'acide azotique, la pâte de Vienne sont
des caustiques que nous nous bornerons à
signaler pour n'en pas conseiller l'emploi,
leur action étant trop difficile à limiter.

Nous venons d'envisager en quelque sorte le premier état de la maladie, c'est-à-dire la période pendant laquelle les cornets sont et restent volumineux, mais en conservant leur forme extérieure normale à la surface.

Or, nous savons qu'à un stade plus avancé, on assiste à l'évolution de véritables néoplasies pseudo-papillaires, à des dégénérescences polypoïdes auxquelles les cautérisations simples que nous venons d'indiquer ne sauraient convenir. Il faut des moyens plus énergiques pour réduire ou faire disparaître la muqueuse ainsi dégénérée.

Suivant les cas, on pratique la cautérisation galvanique, l'excision avec des ciseaux ou avec l'anse (froide ou galvano-caustique); quelques auteurs (Garrigou-Desarènes, Scheppegrell), ont même conseillé l'électrolyse. Nous allons passer successivement en revue ces différents modes de traitement, qui ont tous à leur actif un certain nombre de succès.

Cautérisation galvanique. — Ces diffé-

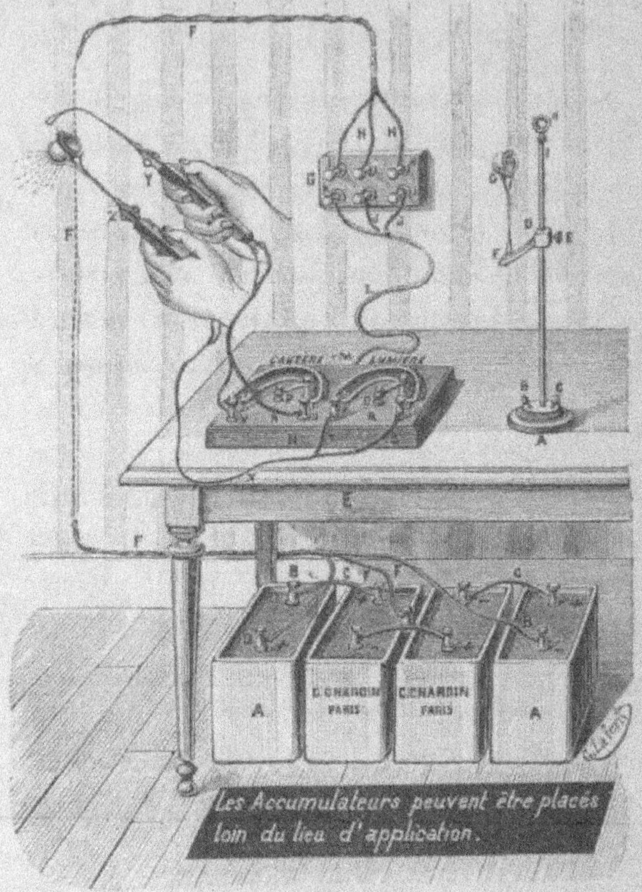

Fig. 5. — Appareils pour galvano-caustique et lumière électrique simultanées.

A, accumulateurs. — B, F, câble allant dans l'installation. — C, fil de réunion des éléments entre eux. — G, planchette murale. — H, H, câbles des accumulateurs. — J, J, câble en laine verte allant aux rhéostats. — M, N, rhéostats. — O, point de centre de la manette du rhéostat. — R, prises du courant. — Y, manche et son cautère. — Z, manche et sa lampe. — Les cordons X de la lumière peuvent prendre place en HC du chandelier.

rentes méthodes étant toutes plus ou moins douloureuses, il est bien établi qu'elles sont mises en pratique après anesthésie préalable de la région sur laquelle on a l'intention d'agir. De même qu'il est parfaitement convenu que toute manœuvre opératoire, si légère soit-elle, est pratiquée le miroir sur le front, c'est-à-dire sur un champ opératoire parfaitement éclairé. La cautérisation galvanique, surtout réservée aux dégénérescences limitées ou aux cas dont nous avons parlé en proposant l'acide chromique, s'emploie sous la forme de raies de feu faites de la surface vers la profondeur de la muqueuse, ou sous la forme d'ignipuncture. Dans ce dernier procédé, la pointe galvanique est poussée dans l'intérieur du tissu hypertrophié creusant ainsi des galeries sur lesquelles la surface de la pituitaire vient s'affaisser et s'accoler après la cicatrisation faite. Hâtons-nous d'ajouter que l'ignipuncture a l'inconvénient grave d'ouvrir de véritables sinus

caverneux gorgés de sang et d'occasioner
ainsi d'abondantes hémorragies exigeant
souvent le tamponnement pour être arrêtées.

La cautérisation linéaire, superficielle ou
profonde, nous semble de beaucoup préférable. Elle se fait avec le couteau porté à
plat sur la muqueuse d'arrière en avant tout
le long du cornet à réduire. Le platine sera
porté au rouge sombre afin d'éviter l'hémorragie, inconvénient que nous venons de re-
procher à l'ignipuncture vraie[1].

Une main peu familiarisée avec la gal-
vano-caustie devra faire usage du cautère
imaginé par M. Löwenberg, qui a l'avantage de protéger la cloison contre les brûlures pouvant résulter soit d'une main peu
sûre, soit d'un mouvement du malade. Le

1. Nous n'avons pas à traiter ici du générateur électrique qui, suivant les cas et les conditions de l'opération,
se composera d'une série d'accumulateurs ou d'une simple
pile primaire au bichromate de potasse. D'une manière
générale, cette dernière est d'un emploi plus commode ;
elle est aussi moins coûteuse et plus transportable, partant
d'un usage *général* plus pratique.

seul inconvénient de cet instrument est de ne pouvoir être utilisé que d'un côté et d'offrir une surface caustique bien étroite, par conséquent de faire une cautérisation très limitée.

Aussi préférons-nous encore dans ces cas une petite lame d'ivoire ou de métal placée sur la face du septum qu'elle protège contre les brûlures du voisinage.

Suivant l'effet cherché, on emploie des couteaux de dimension et d'épaisseur variables, que l'on fait pénétrer plus ou moins profondément dans les tissus hypertrophiés.

EXCISION, *ciseaux, anses froides et galvaniques.* — Dans les cas où l'on veut agir rapidement, et surtout alors que la muqueuse dégénérée a la forme de

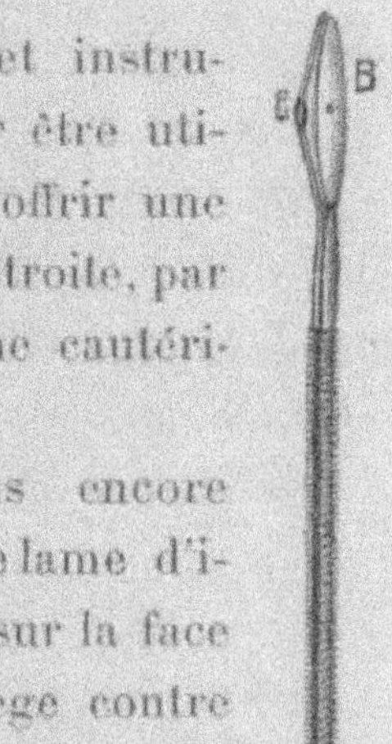

Fig. 6.

Cautère latéral
de Löwenberg
pour les fosses nasales.

saillies polypeuses (queues de cornets, etc.), on a recours à l'excision qui a été faite par quelques chirurgiens à l'aide de ciseaux droits, nus ou cachés, portés (Smith) le long de la paroi externe de la fosse nasale, mais ce procédé sanglant est un peu trop aveugle pour être généralisé. Il détermine du reste presque toujours une hémorragie abondante, nécessitant le tamponnement de la cavité sur laquelle on opère. Il est enfin inapplicable aux dégénérescences postérieures qui sont très fréquentes : c'est loin d'être un procédé classique, aussi nous bornerons-nous à le signaler ici.

Plus pratique et plus sûre est au contraire l'excision pratiquée à l'anse froide ou galvanique. Lorsque la portion de muqueuse hypertrophique est bien saillante, que cette saillie est encore plus manifeste après la cocaïnisation de la région, il est relativement facile avec un peu d'habitude, de mettre dans une anse la portion dégénérée et de la réséquer ainsi soit brusquement, soit lentement, suivant l'instrument employé. Dans quelques cas d'hypertrophies pédiculées, le serre-nœud à polype ordinaire, de Blacke ou de Ruault, suffit très bien pour atteindre le résultat cherché ; mais, dans la généralité des cas, il est préférable de se servir d'un serre-nœud à crémaillère, qui, à l'exemple de l'ancien écraseur de Chassaignac, sectionne en écrasant, évitant ainsi l'hémorragie consécutive.

Nous donnons ci-après la figure de deux instruments pouvant être utilisés dans ce but : l'un et l'autre très pratiques se manient aisément d'une seule main.

L'anse galvanique diffère des précédentes en

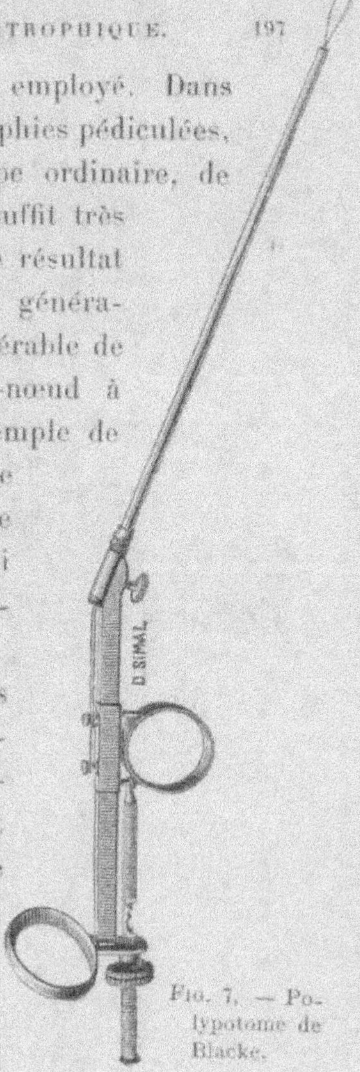

Fig. 7. — Polypotome de Blacke.

ce qu'elle est reliée à une batterie électrique (accumulateur ou pile primaire) permettant de faire passer un courant qui
chauffe le fil de l'anse et sectionne ainsi la

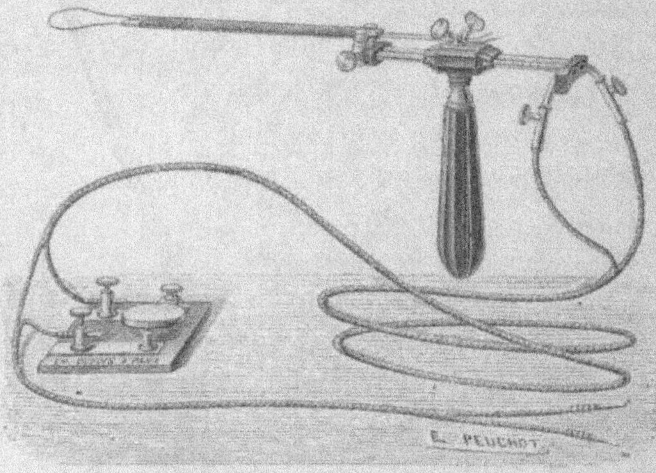

Fig. 8. — Anse galvanique à pédale du Dr Ruault.

partie enserrée. C'est évidemment le moyen
le plus commode pour débarrasser rapidement un malade de ses hypertrophies polypoïdes; c'est aussi le traitement le plus com-
munément employé. Il a l'avantage d'agir
sans effusion de sang.

Dans le cas où l'hypertrophie est lisse, unie, non pédiculée, et par conséquent difficile à mettre dans l'anse froide ou galvanique, MM. Jarvis et Sajous préconisent un procédé très ingénieux. Il consiste à transfixer avec une aiguille la portion de tissus que l'on désire enlever et à passer ensuite l'anse autour de cette aiguille, ce qui permet de sectionner la portion de tissu ainsi traversée.

L'anse à pédale ou à main servira indifféremment pour cet usage, en se rappelant toutefois que la pédale laisse à la main plus de sûreté, tout en assurant un contact plus sûr et plus complet que les systèmes toujours un peu compliqués adaptés aux manches porteurs de l'anse galvanique. J'ai l'habitude, pour éviter la fusion du fil de fer ou d'acier formant l'anse, de faire passer le courant électrique par saccades. En faisant de rapides interruptions, on évite ainsi de surchauffer le fil et par conséquent de sectionner trop vite la muqueuse sans produire d'hémostase. Il est bien entendu que l'on doit resserrer lentement le fil qui enserre la dégénérescence pour la retirer ensuite une fois séparée des tissus sur lesquels elle aurait pris naissance.

Suites opératoires. — Quel que soit le procédé employé (cautérisations galvaniques ou résection à l'anse), il est bon de faire suivre l'opération d'un lavage de la fosse nasale, fait avec de l'eau boriquée tiède, puis, suivant les cas, le malade reste chez lui à l'abri de l'air vingt-quatre ou quarante-huit heures, ou retourne vaquer à ses occupations en évitant cependant tout travail pénible, susceptible de déterminer une chute trop rapide de l'escarre et une hémorragie consécutive. J'ai vu un fait de ce genre survenir chez un forgeron qui, le jour même de son opération, reprit avec ardeur son travail habituel à la forge. De même, il est bon de recommander au malade de se moucher doucement et, suivant les cas, de continuer les lavages de ses fosses nasales matin et soir. Cette manière de procéder ne saurait en effet être tout à fait généralisée, car chez quelques malades, deux jours après la cautérisation, on voit apparaître à la surface une croûte brunâtre, avec sécrétion muco-purulente et même sanieuse assez abondante; dans ces cas, les lavages sont bien tolérés et ils sont mêmes utiles, car ils débarrassent les cavités nasales de toutes les sécrétions qui tendraient à s'y accumuler.

D'autres fois, au lieu d'une autre croûte brunâtre, on voit apparaître à la surface du cornet un exsudat blanchâtre, fibrineux, véritable membrane croupale, qui obture la cavité nasale et se détache généralement au bout de cinq à huit jours. Dans ces cas, il n'est pas toujours nécessaire d'avoir recours aux lavages, car la sécrétion est très peu abondante; mais, en revanche, ainsi qu'il est facile de le comprendre l'enchifrènement est extrême.

Enfin, chez une autre série de malades, la plaie saigne facilement, les épistaxis sont fréquentes, quelquefois assez abondantes. Il faut alors supprimer les lavages et les remplacer soit par des insufflations de poudre acide borique et sucre pulvérisé, ou, par exemple, soit par une pommade boriquée dont nous avons donné la formule plus haut (voir p. 187).

Suivant les cas, on supprime le menthol ou, au contraire, on en augmente la dose. Cette pommade peut être mise dans le nez et aspirée matin et soir par le côté cautérisé.

D'une manière générale, la muqueuse réséquée guérit plus vite que celle cautérisée, car la surface cruentée est bien plus limitée dans le premier cas que dans le second. De même, la guérison de l'hypertrophie est plus complète et plus sûre par l'excision que par la simple cautérisation.

Il peut arriver cependant que l'hémorragie consécutive à l'ablation des queues de cornet pratiquée surtout avec l'anse froide soit assez abondante pour nécessiter un tamponnement complet de la fosse nasale opérée; aussi est-il nécessaire, après l'intervention, de laisser le malade au repos pendant au moins quarante-huit heures, de le sur-

veiller pendant ce laps de temps, afin de
bien s'assurer que l'écoulement sanguin n'est
pas trop abondant et que, par conséquent, il
n'y a pas lieu d'intervenir pour l'arrêter. Pour
ce motif aussi, nous conseillons de n'opérer
qu'un seul côté à la fois, parce que si le
malade vient à perdre du sang, on peut alors
être sûr du point par lequel se fait l'hémorragie et par conséquent se rendre compte de
la région sur laquelle on a à intervenir pour
l'arrêter.

Électrolyse. — Préconisée d'abord par
M. Garrigou-Désarènes, qui l'appliquait sur la
muqueuse hypertrophiée sous la forme de
plaques agissant surtout en surface, l'électrolyse a été récemment vantée et employée
en Amérique.

Dans ce dernier cas (Scheppegrell, etc.),
ce n'est plus à la surface, mais dans la profondeur des tissus que l'électrolyse a été
faite. Appliquant aux dégénérescences de la
muqueuse le procédé indiqué par MM. Miot,
Garel, Bergonié et nous-même pour la des-

truction des éperons ou saillies de la cloison
du nez, on a enfoncé une ou deux électrodes
(électrolyse mono ou bipolaire) dans l'épaisseur de la pituitaire hypertrophiée ; puis, faisant passer un courant qui varie en intensité
suivant la portion de tissu à détruire, entre
10 et 25 milliampères, on a ainsi obtenu en
quinze ou vingt minutes une escarre électrolytique qui réduisait d'autant la muqueuse
dégénérée. C'est l'application au coryza hypertrophique du procédé déjà recommandé
depuis longtemps et pour les polypes naso-
pharyngiens, ou autres tumeurs malignes
(sarcomes) des fosses nasales.

Malgré les succès certains de cette méthode, elle nous paraît un peu compliquée
pour réduire une simple hypertrophie qu'une
cautérisation galvanique ou l'excision à
l'anse font si vite et si bien disparaître.

Quel que soit le procédé de destruction
mis en usage, il est nécessaire de revoir son
malade de temps à autre pour bien s'assurer
que toute la portion de la muqueuse dégé-

nérée a été détruite et que la respiration nasale s'effectue normalement.

Souvent même une cure thermale aux eaux sulfureuses ou salines termine heureusement la guérison définitive de l'affection nasale.

TRAITEMENT DU CORYZA ATROPHIQUE
(OZÈNE)
PAR L'ÉLECTROLYSE INTERSTITIELLE

Au moment de mettre sous presse la dernière feuille de notre travail, nous lisons dans différents journaux l'emploi de nouveaux procédés qui doivent, paraît-il, guérir très rapidement une affection si rebelle aux moyens ordinaires. Le premier consiste à faire au malade des injections de sérum antidiphtérique, tout comme s'il s'agissait de la diphtérie, c'est-à-dire, 10 centimètres cubes chaque fois, et cela pendant environ douze à quinze jours. Ces injections sont faites, bien entendu, dans les conditions d'asepsie rigoureuse que l'on est habitué à suivre dans les cas de ce genre,

en surveillant les accidents possibles après
cette sérothérapie. Sous l'influence de cette
médication, on verrait, d'après les promoteurs de la méthode, les croûtes se ramollir,
les muqueuses sécréter abondamment et le
coryza atrophique disparaître. Bien que nous
n'ayons pas d'expérience personnelle à ce
sujet, nous devons cependant faire des réserves extrêmes sur un pronostic aussi favorable, donné après un laps de temps si court.
Ce n'est pas en effet après un mois ou deux
qu'on peut juger de la valeur d'une médication dans une maladie aussi rebelle que le
coryza atrophique fétide. Bien plus, nous
avons eu récemment l'occasion d'observer
une malade atteinte de cette affection et qui
présentait également des phénomènes de
diphtérie, fait pour lequel on lui fit des
injections répétées de sérum; or, ces dernières non seulement n'amenèrent aucune
amélioration de l'affection ozénateuse, mais
l'ozène trachéal préexistant s'aggrava au
point que les croûtes arrivèrent à former de

véritables corps étrangers dans l'intérieur
du conduit aérien, et qu'il fallut pratiquer
une trachéotomie d'urgence pour sauver les
jours de la malade, compromis par l'existence de ces corps étrangers. Dans l'espèce,
les injections de sérum furent continuées
après la guérison de la diphtérie, et la sécrétion ozénateuse ne fut nullement modifiée.

Ce n'est pas évidemment sur un seul fait
qu'il faut se baser pour rejeter une méthode;
mais, étant donné la nouveauté du procédé,
nous tenions à consigner ce résultat. Nous
savons que des recherches sont entreprises
dans ce but par plusieurs de nos confrères;
on connaîtra bientôt les résultats de ces différentes expériences.

Quant au traitement électrolytique (électrolyse interstitielle), il semble depuis ces
derniers mois être remis en honneur à peu
près dans tous les pays. C'est ainsi qu'à la
suite du Dr Cheval, de Bruxelles, et Thomas,
de Marseille, le Dr Bayer, de Bruxelles, vient

encore de publier une série d'observations plaidant en faveur de ce procédé; nous l'avons mis nous-même en pratique, mais nos expériences sont encore trop récentes pour que nous puissions en donner les résultats. Ici encore, c'est à l'avenir de décider si le procédé est réellement efficace ou si, comme bien d'autres, il tombera à son tour dans l'oubli. Nous devons nous borner pour l'instant à signaler ces différents moyens tout nouveaux, pour combattre une affection si rebelle et contre laquelle nous devons lutter de tous nos efforts.

TABLE DES MATIÈRES

I

ANATOMIE DES FOSSES NASALES

II

DU CORYZA ATROPHIQUE

III

CORYZA HYPERTROPHIQUE

COMPLÉMENT

Bulletin

DES

Annonces.

BIBLIOTHÈQUE MÉDICALE CHARCOT-DEBOVE

VOLUMES PARUS DANS LA COLLECTION :

Le volume broché . . . . 2 »

— Reliure d'amateur, tête dorée. 3 50

9 782329 234168